Fit für 9 Monate und danach

Für Isa

Sonny Klausmann

Fit für 9 Monate und danach

Ganzheitliches Fitnesstraining in und nach der Schwangerschaft

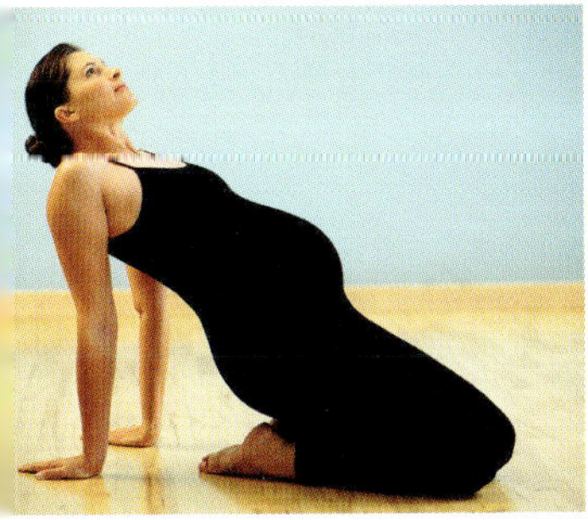
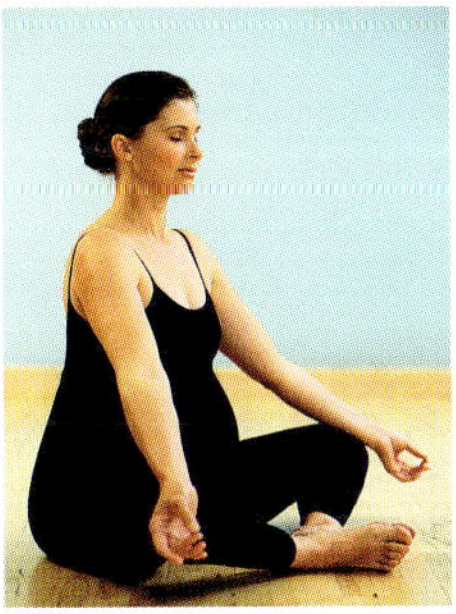
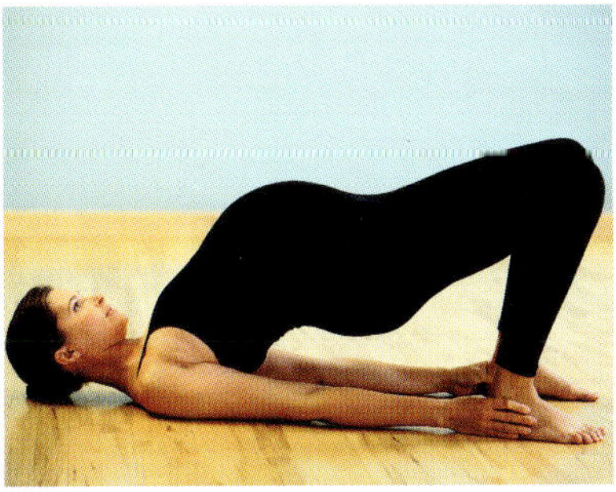

Meyer & Meyer Verlag

Fit für 9 Monate und danach

Bibliografische Information der Deutschen Bibliothek
Die Deutsche Bibliothek verzeichnet diese Publikation in der Deutschen Nationalbibliografie; detaillierte bibliografische Daten sind im Internet über http://dnb.ddb.de abrufbar.

Adelaide, Auckland, Budapest, Graz, Johannesburg, New York, Olten (CH), Oxford, Singapore, Toronto
Member of the World Sportpublishers' Association (WSPA)
2. Auflage 2007
Druck: B.O.S.S Druck und Medien GmbH, Goch
ISBN 978-3-89899-293-0
E-Mail: verlag@m-m-sports.com
www.dersportverlag.de

Inhalt

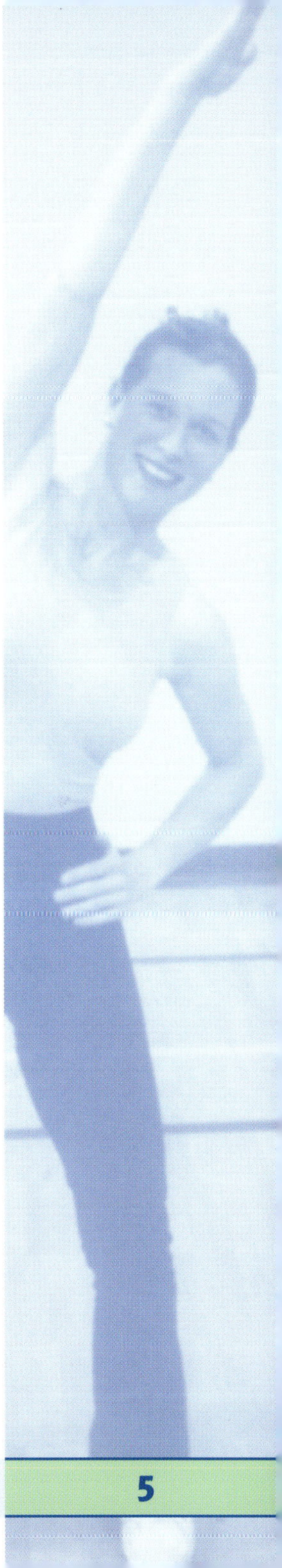

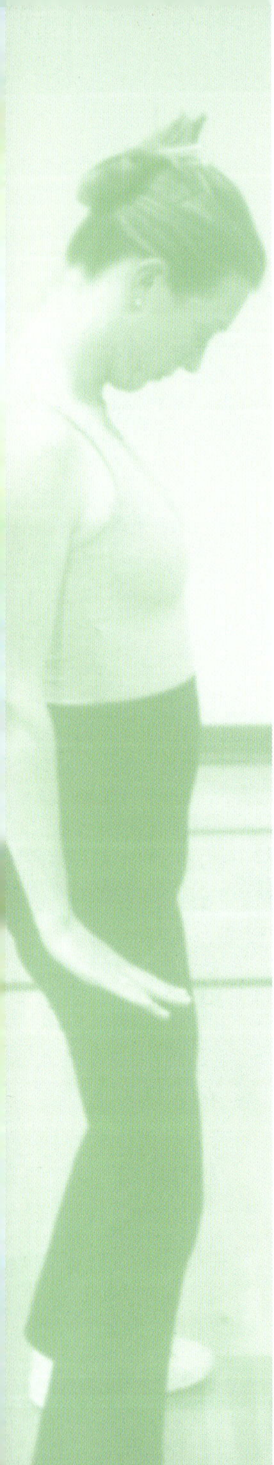

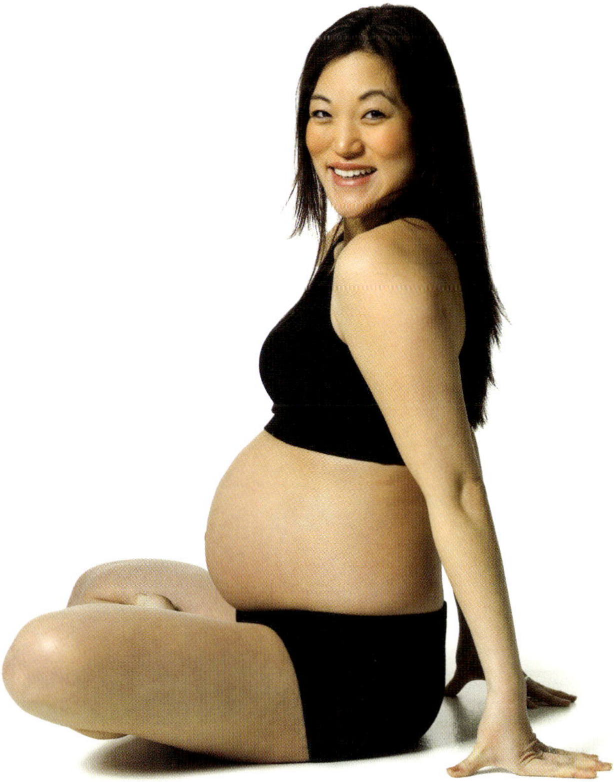

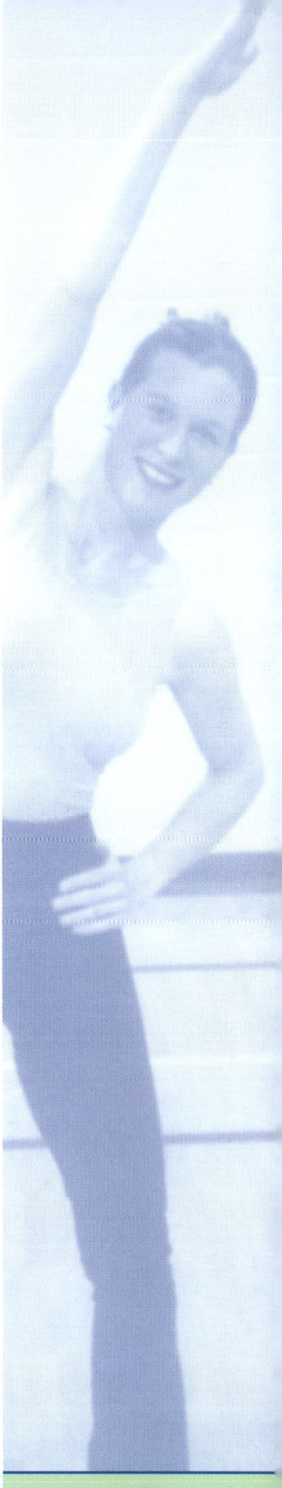

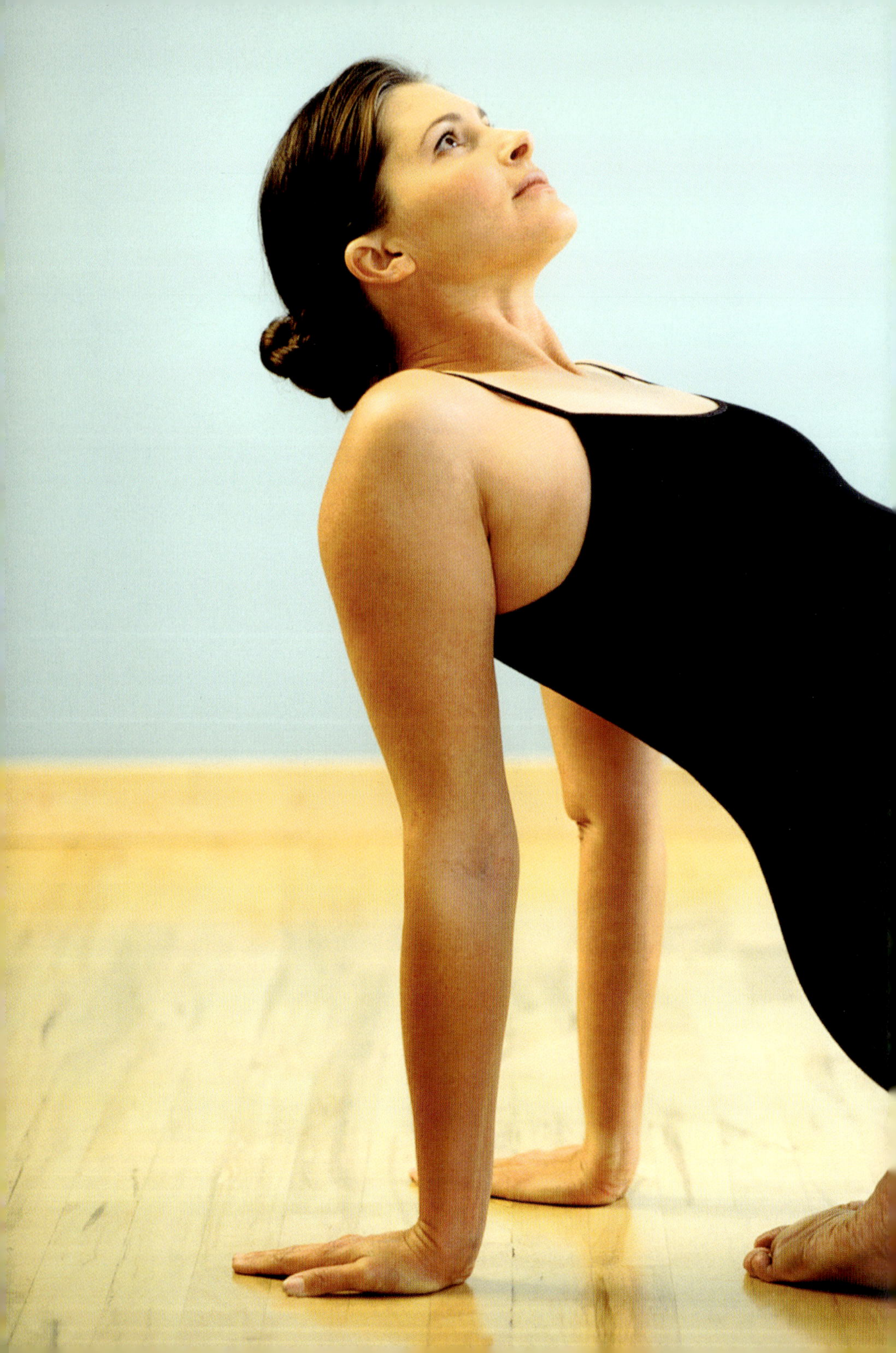

Vorwort

Ich freute mich sehr, als ich feststellte, dass ich schwanger war. Doch eine Frage ließ mir keine Ruhe: Darf ich in der Schwangerschaft weiterhin trainieren und wie sollte ein Training in Belastung und Intensität aussehen?

Seit meiner Jugendzeit bin ich sportlich sehr aktiv. Es war nie der Leistungssport, sondern stets der Freizeit- und Breitensport, der mich fasziniert hat. Fitness und Gesundheit sind für mich sehr wichtig.

Nicht nur, um schön und schlank zu sein, nein, ich denke vor allem, weil Sport mir in vielen Lebensphasen Mut, Kraft, Energie und die nötige Gelassenheit gibt, mein Leben so zu gestalten, wie ich es mir vorstelle. Sport ist für mich eine sehr gelungene Ausdrucksform von Freude und Lebensbejahung.

Als Diplomsportlehrerin habe ich noch viele andere positive Seiten des Fitnesssports kennen gelernt. In der Prävention und besonders auch in der Rehabilitation von Krankheiten, wie z. B. Diabetes, Herzinfarkt, Arthrose, Osteoporose, Depressionen, in so vielen Bereichen erleichtert sportliche Bewegung, richtig angewandt, vielen Menschen das Leben und gibt neue Perspektiven.

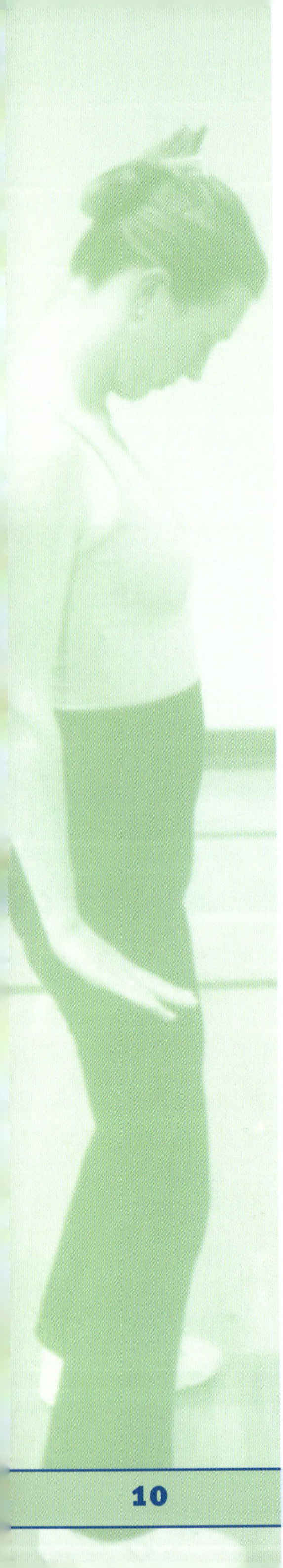

Sport und Schwangerschaft? Ja, auch hier hilft der Sport, um mit den vielen physiologischen und psychologischen Umstellungen besser zurechtzukommen: die Schwangerschaft als positive Zeit zu erleben und weiterhin aktiv zu bleiben.

Viele Frauen möchten in ihrer Schwangerschaft Sport treiben und sich fit halten, sind aber sehr verunsichert, was sie tun dürfen und vor allem, wie die Trainingsgestaltung aussehen sollte. Aus Angst, etwas falsch zu machen, verzichten leider viele von ihnen ganz auf den Sport. Ich möchte alle Frauen ermutigen, sich während ihrer Schwangerschaft sportlich zu bewegen.

Mit **„Fit für 9 Monate und danach“** möchte ich meine positiven Erfahrungen, die ich persönlich aus diesem Training sowie auch als Trainerin aus verschiedenen Fitnesskursen mit schwangeren Frauen gesammelt habe, weitergeben.

Betrachten Sie Ihre Schwangerschaft als einen neuen Beginn in Ihrem Leben. Überdenken Sie Ihren bisherigen Lebensstil und intergrieren Sie Bewegung und Entspannung aus Liebe für Ihre Gesundheit und die Ihres Kindes in Ihren Alltag.

Ich wünsche Ihnen mit dem Buch
„Fit für 9 Monate und danach“ viel Freude.

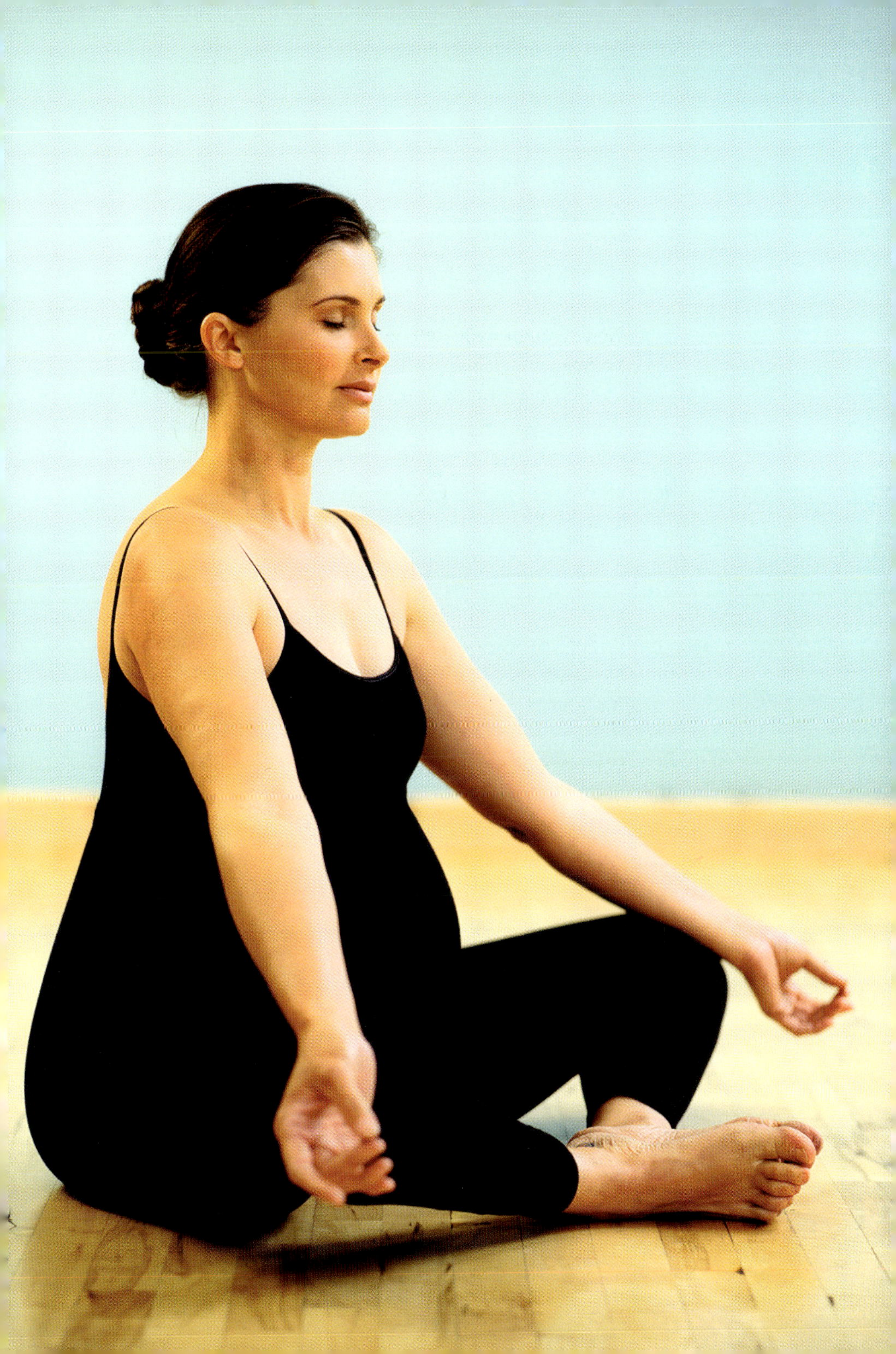

1 Einführung

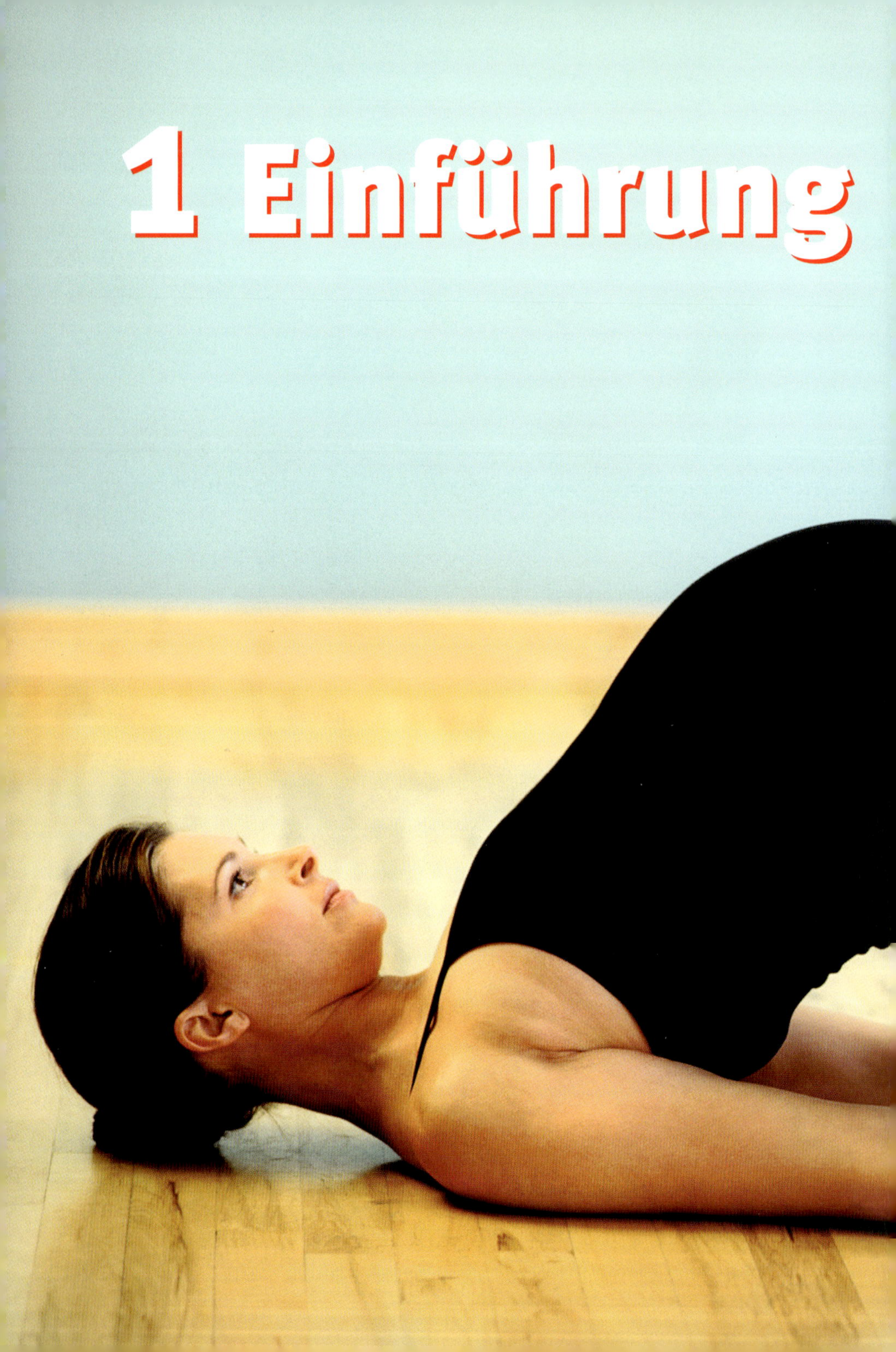

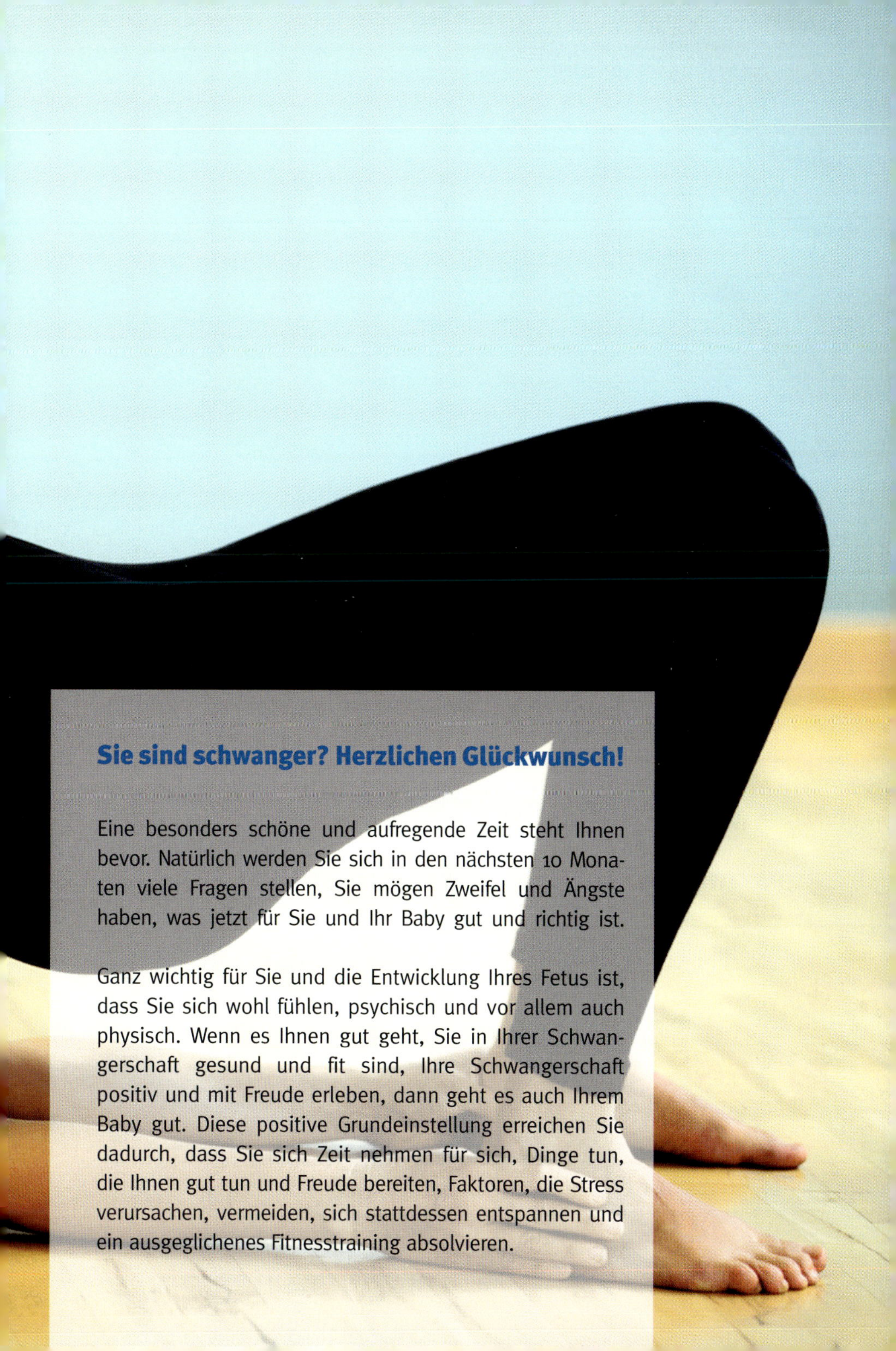

Sie sind schwanger? Herzlichen Glückwunsch!

Eine besonders schöne und aufregende Zeit steht Ihnen bevor. Natürlich werden Sie sich in den nächsten 10 Monaten viele Fragen stellen, Sie mögen Zweifel und Ängste haben, was jetzt für Sie und Ihr Baby gut und richtig ist.

Ganz wichtig für Sie und die Entwicklung Ihres Fetus ist, dass Sie sich wohl fühlen, psychisch und vor allem auch physisch. Wenn es Ihnen gut geht, Sie in Ihrer Schwangerschaft gesund und fit sind, Ihre Schwangerschaft positiv und mit Freude erleben, dann geht es auch Ihrem Baby gut. Diese positive Grundeinstellung erreichen Sie dadurch, dass Sie sich Zeit nehmen für sich, Dinge tun, die Ihnen gut tun und Freude bereiten, Faktoren, die Stress verursachen, vermeiden, sich stattdessen entspannen und ein ausgeglichenes Fitnesstraining absolvieren.

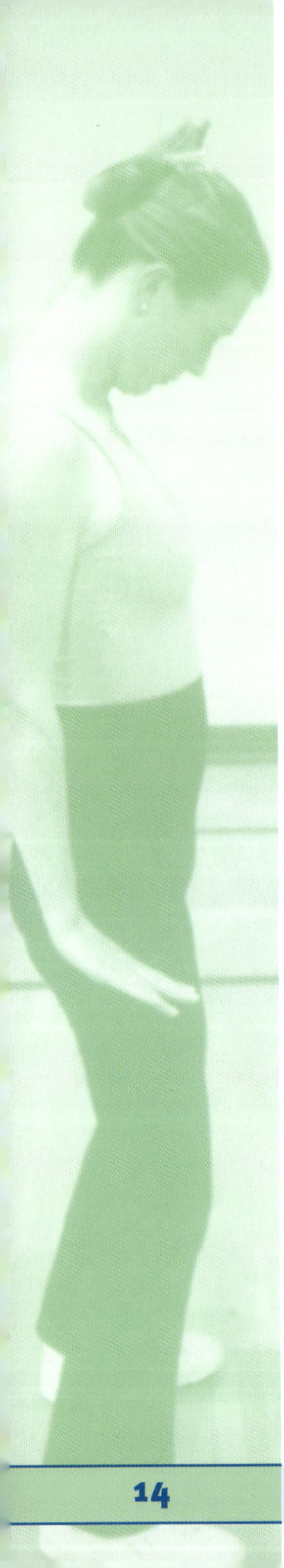

Körperliche Bewegung während der Schwangerschaft bietet Ihnen und Ihrem Fetus viele Vorteile. Auch ist es ideal, um sich auf eine gesunde Geburt vorzubereiten. Sollten Sie bislang noch nicht sportlich aktiv sein, können Sie jetzt damit anfangen. Die Fitnessübungen in diesem Buch sind einfach und moderat und setzen keinerlei Vorerfahrungen voraus. Sie bestimmen selbst, was und wie viel Sie trainieren möchten. Wenn Sie eine Sport- und Fitnessfanatikerin sind, müssen Sie nicht auf Ihr geliebtes Training verzichten, jedoch Ihren Trainingsumfang reduzieren und neu gestalten.

„Fit für 9 Monate und danach“ verfolgt einen ganzheitlichen Ansatz von Gesundheit und Fitness. Ernährung, Körpertraining und Entspannung sind von gleicher Wichtigkeit. Die Vielseitigkeit der Praxisangebote ermöglicht jeder Frau, das für sie geeignete Training zu finden und sich ein ganz individuelles und exklusives Gesundheitsprogramm für die Schwangerschaft zu erstellen. Im ersten Teil des Buches werden zunächst die wichtigsten physiologischen Veränderungen, die während der Schwangerschaft in Ihrem Körper passieren, sowie aktuelle sportmedizinische Aspekte klar und verständlich erläutert. Danach werden Trainingsgrundlagen und konkrete Anleitungen für ein gesundes, ganzheitliches Fitnesstraining vorgestellt. Nach den theoretischen Erklärungen folgt ein komplettes praxisorientiertes prä- (vor) und postnatales (nach der Schwangerschaft) Fitnesstraining.

Der Praxisteil setzt sich aus einem Herz-Kreislauf- (Kardio), Muskelkräftigungs- (Figur) und Entspannungstraining zusammen. Die Übungen des Muskeltrainings im pränatalen Teil sind in drei Trimenons (1.-4., 5.-7. und 8-10. Monat) eingeteilt. Nur mit dieser Einteilung kann ein Fitnesstraining in der Schwangerschaft in Umfang und Intensität exakt auf die Bedürfnisse und Belastbarkeit der schwangeren Frau in den verschiedenen Monaten angepasst werden.

Im Kardiotraining werden verschiedene Indoor- und Outdoorsportarten beschrieben, mit denen Sie Ihr Herz-Kreislauf-System schonend, aber abwechslungsreich trainieren können. Die Übungen des Muskeltrainings beinhalten kräftigende und dehnende Übungen der Muskelgruppen, die in der Schwangerschaft besonders beansprucht sind. Das Entspannungstraining rundet das Fitnesstraining zu einem ganzheitlichen Körpertraining ab. Vorgestellt werden Atem-, Musik- und Bildentspannung. Insgesamt werden 81 Übungen vorgestellt, die so anschaulich und verständlich beschrieben sind, dass Sie alle Übungen sicher alleine zu Hause durchführen können.

„Fit für 9 Monate und danach“ vermittelt Ihnen alle wichtigen Kenntnisse über Sport und Fitness während der Schwangerschaft und ist die ideale Verknüpfung von Theorie und Praxis, die aus der Praxis für die Praxis geschrieben wurde.

Das Besondere an „Fit für 9 Monate und danach“ ist der klare und systematische Aufbau, die Unterteilung in ein Ausdauer-, Muskel- und Entspannungstraining sowie die Einteilung in drei große Schwangerschaftsphasen (Trimenons), um exakt die richtige Belastbarkeit und die Bewegungswünsche der schwangeren Frau zu berücksichtigen.

Es ist ein unverzichtbarer Ratgeber für alle Frauen, die in ihrer Schwangerschaft sportlich aktiv sein möchten und für alle Fitnesstrainerinnen, die schwangere Frauen trainieren und unterrichten.

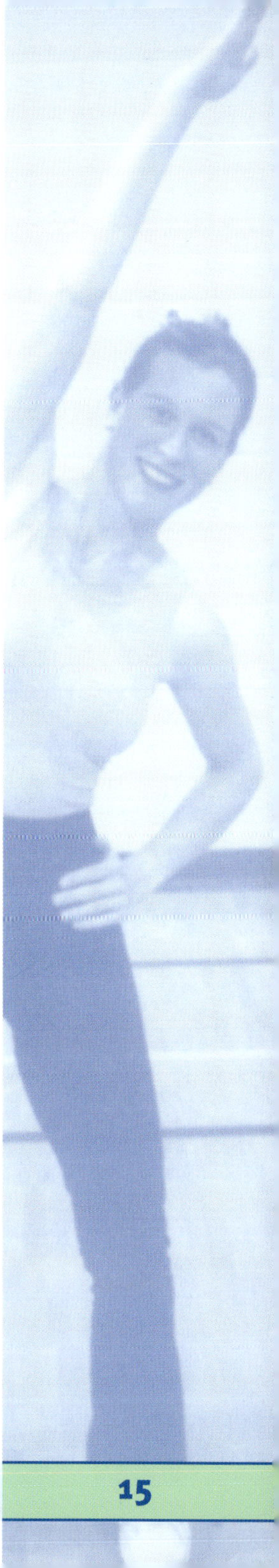

2 Ernährung

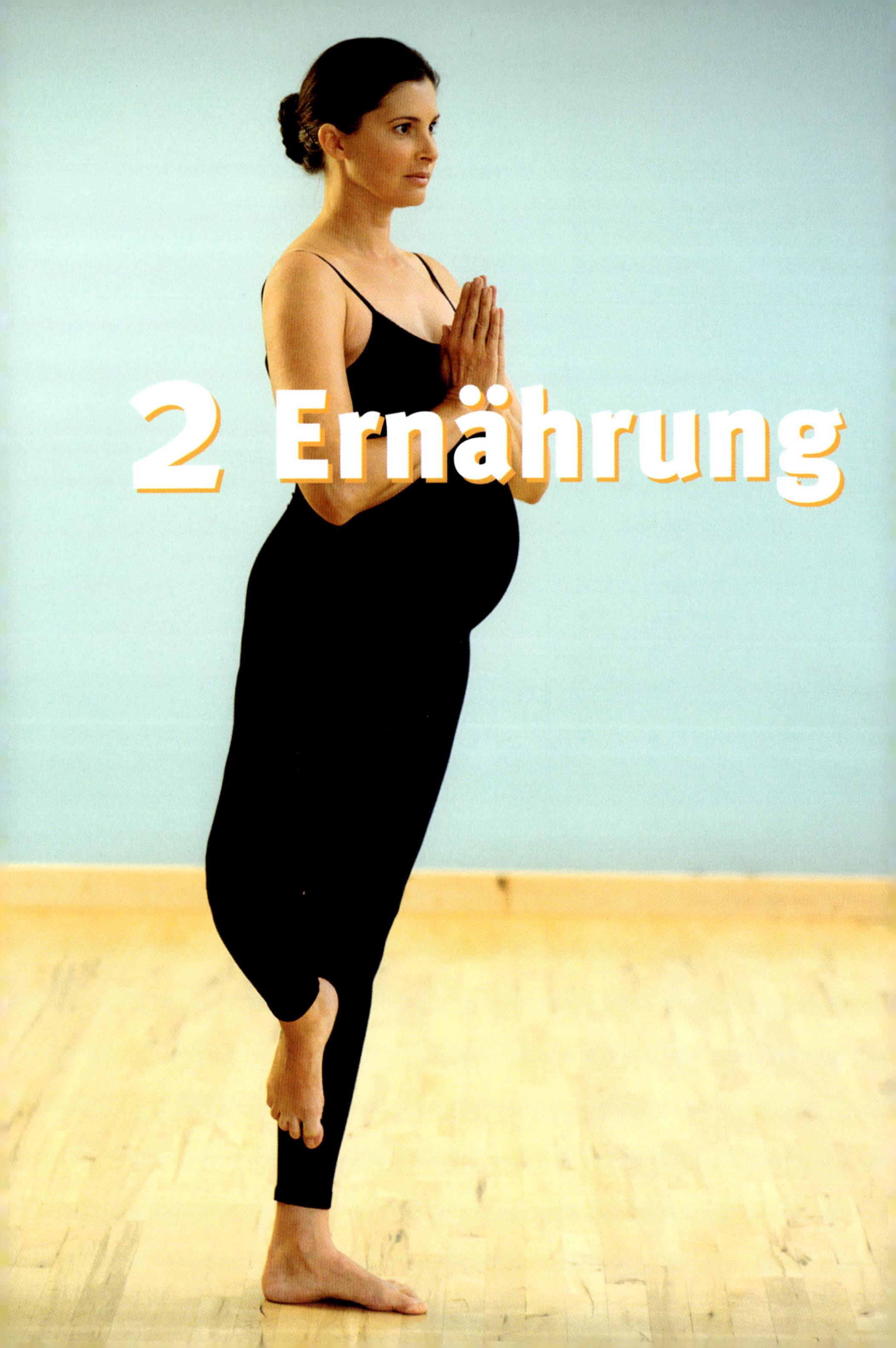

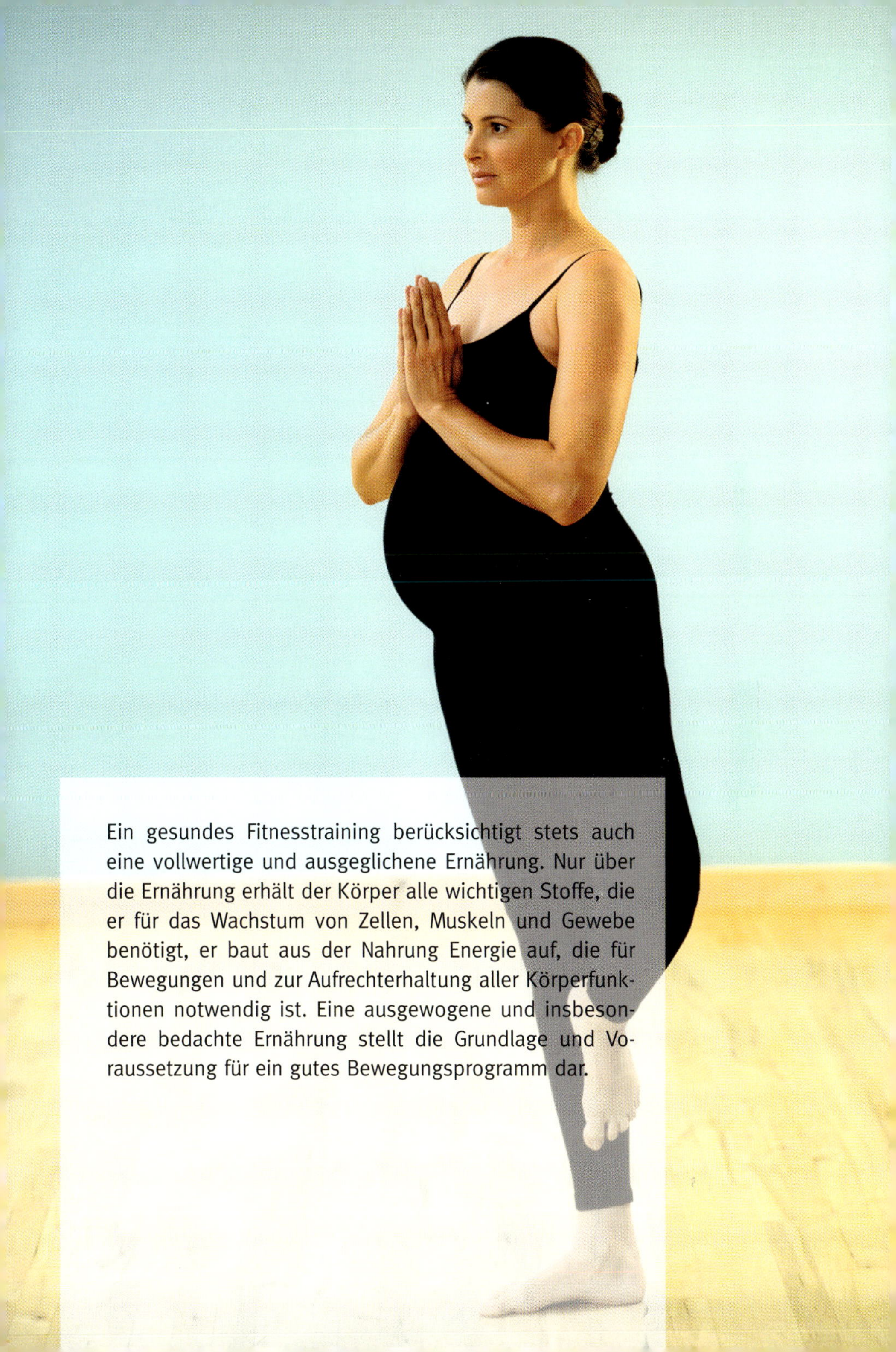

Ein gesundes Fitnesstraining berücksichtigt stets auch eine vollwertige und ausgeglichene Ernährung. Nur über die Ernährung erhält der Körper alle wichtigen Stoffe, die er für das Wachstum von Zellen, Muskeln und Gewebe benötigt, er baut aus der Nahrung Energie auf, die für Bewegungen und zur Aufrechterhaltung aller Körperfunktionen notwendig ist. Eine ausgewogene und insbesondere bedachte Ernährung stellt die Grundlage und Voraussetzung für ein gutes Bewegungsprogramm dar.

2.1 Welche Nährstoffe braucht mein Körper jetzt besonders?

Die Schwangerschaft bedeutet für den Körper eine starke Belastung. Besonders in dieser Zeit ist die Zufuhr von bestimmten Nährstoffen unbedingt notwendig.

Der Ausspruch „Essen für zwei“ ist qualitativ gesehen richtig, nicht jedoch quantitativ. Essen Sie für zwei in dem Sinne, dass Sie an Ihren Fetus denken und sich gesund und ausgeglichen ernähren. Die Pyramide zeigt, wie eine ausgeglichene Ernährung aussehen sollte.

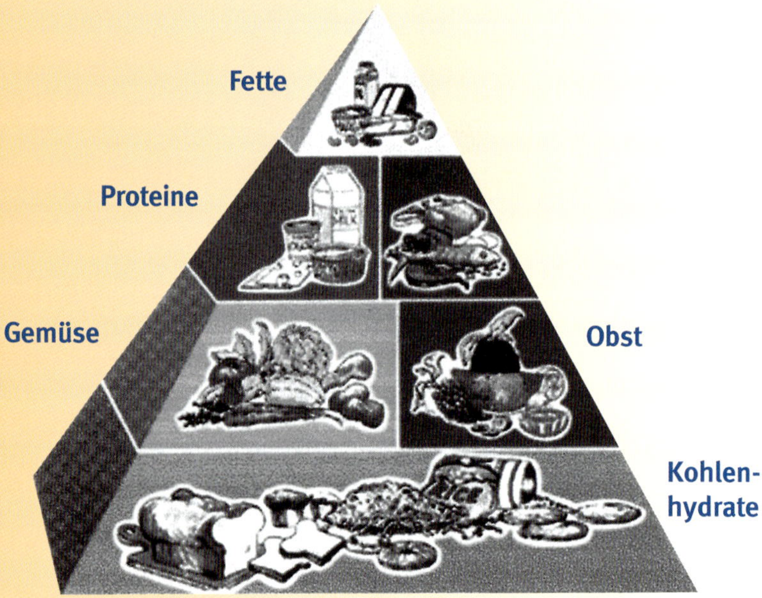

Abb. 1: Ernährungspyramide (NCES)

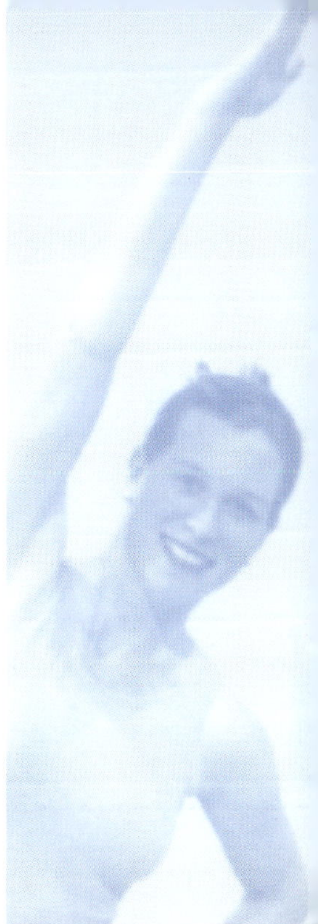

Fette: Z. B. Nüsse, Süßigkeiten. Der tägliche Fettanteil in der Nahrung sollte 10-15 % betragen, es besteht also kein Mehrbedarf in der Schwangerschaft. Bevorzugen Sie ungesättigte Fette wie Butter, Margarine und Pflanzenöle.

Proteine: Fisch, Fleisch, Milch, Eier, Joghurt, Quark. Ab dem 2. Trimenon (ab 5. Monat) besteht ein Mehrbedarf von 30 g pro Tag. Der tägliche Anteil sollte 20-30 % ausmachen. Der tägliche Anteil an *Obst* und *Gemüse* sollte 20-30 % betragen, der von *Kohlenhydraten* wie Kartoffeln, Reis, Nudeln und Vollkornbrot 50-60 %.

Die nachfolgende Tabelle zeigt alle wichtigen Nährstoffe, die Sie Ihrem Körper während der Schwangerschaft zufügen sollten.

Tab. 1: Übersicht über die wichtigsten Nährstoffe und Vitamine während der Schwangerschaft

Nährstoffe	**Tagesbedarf**	**Funktion**	**Lebensmittel**	**Kommentar**
Folsäure	800 µg	Aufbau und Entwicklung des genetischen Materials des Fetus, Aufbau des Nervensystems.	Eier, Orangen, Vollkornprodukte, grünes Gemüse, Hefe.	Da der erhöhte Tagesbedarf nicht über die Ernährung alleine abgedeckt werden kann, wird empfohlen, bereits vier Monate vor der Schwangerschaft Folsäuretabletten einzunehmen.

Fortsetzung →

	Eisen (Fe)	30 mg	Erhöhung des Blutvolumens und des Hämoglobingehalts, um die erhöhte Sauerstoffversorgung zu gewährleisten.	Mageres Fleisch, Fisch, Vollkorngetreide /-reis, Hülsenfrüchte, Eier, Spinat, Bohnen, Broccoli, Linsen, Schnittlauch.	Der erhöhte Tagesbedarf kann alleine nicht durch die Ernährung abgedeckt werden. Zusätzliche Tabletteneinnahme empfohlen. Die Aufnahme von Eisen wird bei gleichzeitiger Einnahme von Vitamin C begünstigt. Milch, schwarzer Tee, Kaffee, Süßigkeiten verringern die Eisenresorption.
	B_6, B_{12} Vitamine	6,5 µg	Für Stoffwechselvorgänge, Aufbau roter Blutkörperchen und Körperzellen, Nervenfunktion, Coenzym im Eiweißstoffwechsel.	Fleisch, Fisch, Geflügel, Ei, Milch, Vollkorngetreide, Weizenkeime, Hefe, Nüsse.	
	Kalzium (Ca)	1.200 mg	Aktivität von Enzymen, Baustein für Knochen und Zähne, Erregbarkeit von Nerven und Muskeln, Wachstum für Gebärmutter und Fetus.	Gemüse, Broccoli, Kohl, Sellerie, Oliven, Tomaten, Milchprodukte, Sesamkörner, Tofu.	Fortsetzung →

Protein	58 g	Entwicklung des genetischen Materials, Proteinsynthese.	Eier, Käse, Tofu, Fisch, Linsen, Bohnen, Nüsse.	Ungesättigte Fette bevorzugen.
Vitamin C	100 mg	Aufbau des Gewebes, fördert Eisenaufnahme, stärkt die allgemeine Widerstandskraft.	Zitrusfrüchte, Zitrussäfte, Gemüse, Kartoffeln.	Ein Glas Saft und eine Orange am Tag sind ausreichend. Zu viel ist für den Fetus ungesund, da sein Blut zu sauer wird und später mit der Muttermilch, die keine Säure enthält, Probleme bekommt.
Jod (J)	230 µg	Bestandteil der Schilddrüsenhormone. Ausgleich des Hormonhaushalts.	Jodiertes Speisesalz, Seefisch, Eier, Milch.	
Zink (Zn)	15 mg	Zellwachstum für Fetus, Insulinaufbau, Enzymaktivator.	Fleisch, Erbsen, Getreide, Weizenschrot.	Überdosis kann Frühgeburten und Geburtsdefekte auslösen.

Da der Mehrbedarf der Vitamine A, D, E, K während der Schwangerschaft unerheblich ist, wurden diese nicht mit aufgeführt.

Beispiel für eine gesunde, vollwertige Ernährung:

Täglich:	
50 g	rohes Getreide
250 g	erhitztes Getreide (Brot, Aufläufe)
300 g	Gemüse
250 g	Kartoffeln
300 g	Obst
15 g	Nüsse
0,5 l	Milch oder 0,25 l Milch und 200 g Joghurt oder Quark
75 g	Käse
30 g	Streich- oder Kochfett
1,5 l	Mineralwasser oder Kräutertees
0,3 l	Obstsäfte
1-2 Tassen	Kaffee oder schwarzer Tee
Wöchentlich:	
2 x 150 g	Fleisch
300 g	Hochseefisch
2-4	Eier

Laktovegetarierinnen, die Eier und verschiedene Milchprodukte zu sich nehmen, erhalten alle wichtigen Nährstoffe für die Schwangerschaft. Reine Veganerinnen, die weder Fleisch, Fisch noch Milchprodukte essen, sollten ihre Ernährung unbedingt mit dem Arzt oder einer Ernährungsberaterin besprechen.

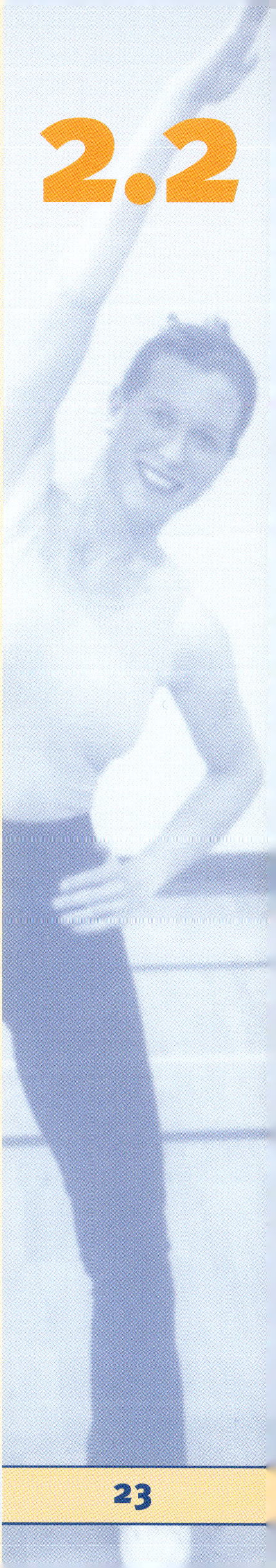

2.2

Welche Nahrungsmittel sollte ich in der Schwangerschaft vermeiden?

Weichkäse, Rohmilchkäse, halbfester Schnittkäse und Rohmilch können den Erreger der Rindertuberkulose, Listerien und andere Krankheitserreger enthalten. Listeriose z. B. ist eine Infektion, die für die Mutter unbemerkt bleibt, den Fetus aber schädigen und zu Früh- und Totgeburten führen kann. Milchprodukte aus pasteurisierter Milch können ohne Infektionsgefahr verzehrt werden.

Rohe Eier können u. a. ebenfalls Listerien enthalten. Essen Sie Eier daher möglichst frisch oder nur hart gekocht bzw. durchgebraten, in gekochter oder gebackener Form. Die Beigabe von rohen Eiern zu Speisen sollte ganz unterbleiben, auch im Hinblick auf eine mogliche Salmonelleninfektion.

Rohes Fleisch kann verschiedene Krankheitserreger wie Toxoplasmen und Listerien enthalten und beim Kind schwere Schädigungen verursachen. Verzehren Sie kein rohes Fleisch oder nicht ganz durchgebratenes Fleisch, welches noch rot-rötlich aussieht. Vermeiden Sie auch frisches Mett und Mettwurst.

Farb- und Konservierungsstoffe können beim Kind die Entstehung von Krebserkrankungen begünstigen und als Allergieauslöser wirken. Prüfen Sie Süßigkeiten, Fertiggerichte, Salatsaucen, Lightprodukte auf deren Inhaltsstoffe.

Rauchen verringert das Geburtsgewicht des Babys um ca. 200 g, oft verbunden mit angeborenen Missbildungen und Gehirnschädigungen. Das Risiko von Fehl- und

Totgeburten ist erhöht. Nikotin verengt die Blutgefäße, sodass die Blutzufuhr zur Plazenta und damit die Nahrungsaufnahme des Fetus eingeschränkt ist. Frauen, die auch nach dem vierten Schwangerschaftsmonat noch stark rauchen, erhöhen das Risiko um 30 %, dass ihr Baby innerhalb der ersten Lebenswoche stirbt.

Alkoholkonsum erhöht das Risiko für Fehl-, Früh- oder Totgeburten und kann kindliche Missbildungen und Intelligenzminderung bewirken. Welche Mengen bereits schädigend sind, wird sehr unterschiedlich gesehen und reicht von maximal einem Glas Wein oder Bier pro Tag bis zum absoluten Verzicht.

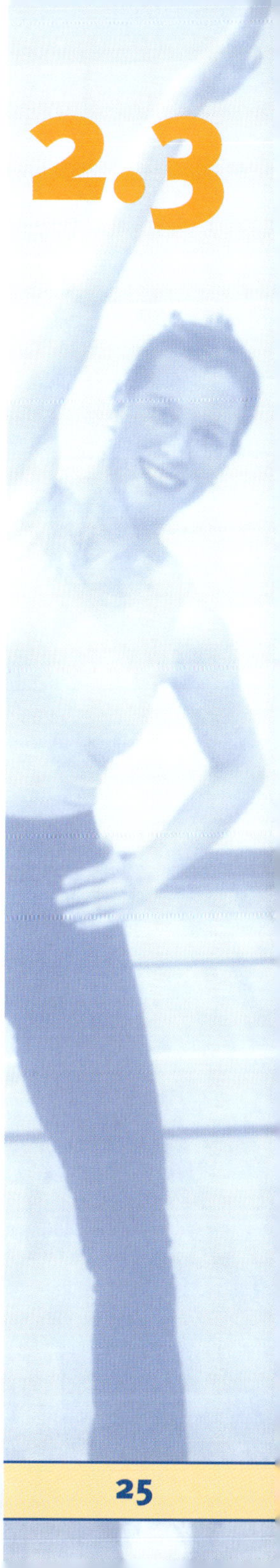

2.3

Wie viel darf ich während der Schwangerschaft zunehmen?

Sie sollten mit Ihrem Vorsatz, fit und schlank zu werden, nicht während der Schwangerschaft beginnen. Dies ist nicht die Zeit für Diäten und Schlankheitskuren! Während der Schwangerschaft verbraucht der Körper mehr Energie für das Wachstum der Gebärmutter und für den Aufbau des genetischen Materials des Fetus. Der körperliche Grundumsatz steigt um ca. 20 %. In der Schwangerschaft müssen Sie daher Ihrem Körper mehr Kalorien zuführen. Für Ihre Gesundheit und die Ihres Fetus ist es wichtig, dass Sie sich besonders jetzt gesund und ausgeglichen ernähren.

Während der Schwangerschaft sollten normalgewichtige Frauen nicht mehr als 15 kg an Gewicht zunehmen, Untergewichtige 15-18 kg und stark Übergewichtige und unter Fettsucht Leidende nicht mehr als 12 kg. Frauen, die Zwillinge erwarten, wird empfohlen, 16-21 kg zuzunehmen. Mithilfe des Body-Mass-Index (BMI) können Sie feststellen, zu welcher Gruppe Sie gehören.

Bitte beachten Sie, dass diese Angaben nur Orientierungswerte darstellen und in ihrer Grenzangabe flexibel gehandhabt werden sollten. Entscheidend für die Bewertung ist nämlich auch Ihr Konstitutionstyp, hager, athletisch oder korpulent.

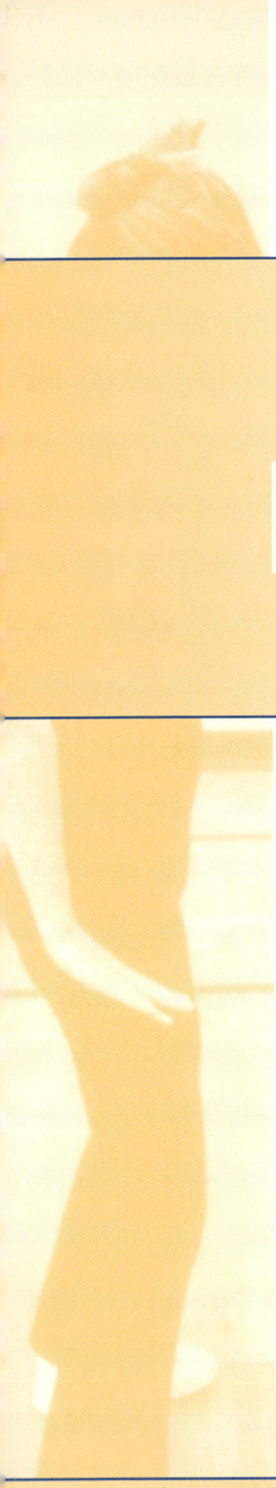

Tab. 2: Body-Mass-Index (BMI), (empfohlen von der Deutscher Gesellschaft für Ernährung)

Der Body-Mass-Index (BMI) gibt Auskunft über den Ernährungsstatus des Körpers, präziser gesprochen, über die Menge des körperlichen Fettgewebes. Der BMI wird nach folgender Formel berechnet.

BMI = Gewicht in kg/Körpergröße in Meter zum Quadrat

Beispiel: 60 kg / (1,65m^2) = 60 / 2,72 = 22,05
Der BMI beträgt 22,05.

Auswertung

Der BMI-Normwert beträgt 20-25.

Werte zwischen 25-30 zeigen leichtes Übergewicht, Werte über 30 zeigen starkes Übergewicht an. Werte oberhalb von 40 sind in der Regel ein Hinweis auf eine Fettsucht, die NACH der Schwangerschaft behandelt werden sollte. Werte von 18-20 zeigen ein leichtes Untergewicht, Werte von 16-18 sind Hinweis auf deutliches Untergewicht. Von einem kritischen Untergewicht ist auzugehen, wenn der BMI kleiner als 16 ist.

Normalgewichtige Frauen mit überwiegend sitzender Tätigkeit nehmen täglich ca. 1.700-2.200 kcal zu sich. Ab dem 2. Trimenon (ab 5. Monat) erhöht sich der tägliche Kalorienbedarf um 300 kcal auf 2.500 kcal. Während der Stillzeit erhöht sich Ihr täglicher Kalorienbedarf um 500 kcal, auf 2.700 kcal. Die Deutsche Gesellschaft für Ernährung empfiehlt, die Grenzen von 2.500 bzw. 2.700 kcal/Tag nicht zu unterschreiten.

Ursachen für den erhöhten Energiebedarf:

- Erhöhter Grundumsatz.
- Wachstum des Fetus.
- Erhöhte körperliche Belastung durch die schwangerschaftsbedingte Gewichtszunahme.

Tab. 3: Wie verteilt sich das zunehmende Gewicht im Körper? (Hales, 2000)

Mutter zum Zeitpunkt der Entbindung		**Baby (neun Monate)**	
Gebärmutter	940-1.400 g	Baby	3.110-3.500 g
Brüste	460-1.350 g	Fruchtwasser	900-1.120 g
Blutvolumen	1.400-2.260 g	Plazenta	460-520 g
Körperflüssigkeit	450-1.350 g		
Fett, Proteine	2.280-3.630 g		
Gesamtgewicht: 10-15 kg			

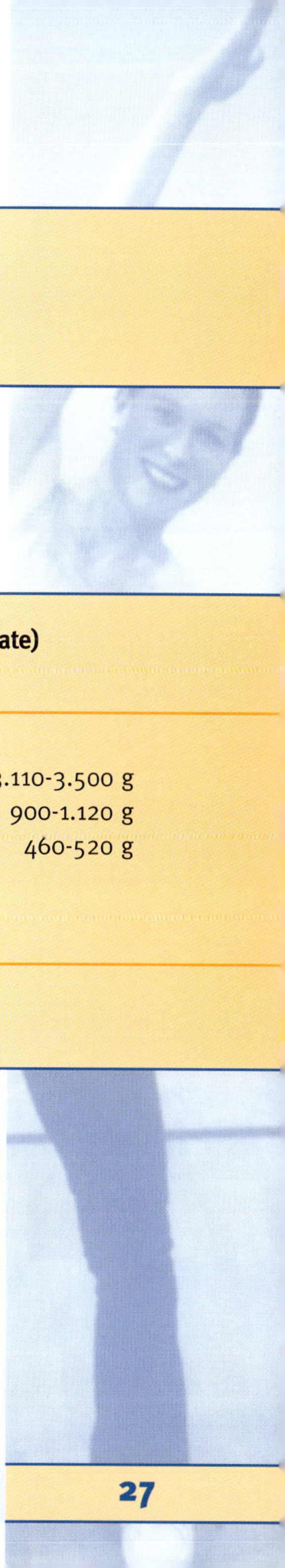

2.4 Tipps für eine vollwertige und gesunde Ernährung

Eine vollwertige Ernährung wird überwiegend laktovegetarisch gestaltet, d. h. viele Getreide- und Vollkornprodukte, möglichst viel frisches Obst und Gemüse, Hülsenfrüchte und Kartoffeln, Milch und Milchprodukte sowie pflanzliche, ungesättigte Fette.

- Essen Sie vielseitig, aber nicht zu viel.
- Bevorzugen Sie 6-8 kleine Mahlzeiten anstelle von drei großen. Das hilft nicht nur gegen Übelkeit und Unterzuckerung, sondern ermöglicht auch eine gemäßigte Kalorienzunahme im empfohlenen Rahmen.
- Bevorzugen Sie Vollkornprodukte, um ballaststoffreich zu essen.
- Verzehren Sie täglich viel frisches Obst und Gemüse.
- Essen Sie mindestens 2 x die Woche Seefisch oder mageres Fleisch.
- Trinken Sie 2-3 l kalorienarme Flüssigkeit, Wasser und verdünnte Fruchtsäfte, um eine Überhitzung im Körper zu vermeiden. Bedenken Sie, dass bei sportlicher Aktivität der Flüssigkeitsbedarf erhöht ist.
- Trinken Sie täglich ein Glas fettarme Milch.
- Vermeiden Sie Zucker und versteckte Fette.
- Salzen Sie sparsam.
- Vermeiden Sie rohes Fleisch und rohe Eier.
- Verzichten Sie auf Alkohol und Nikotin.

Tipps bei typischen Schwangerschafts-beschwerden

1. Morgendliche Übelkeit oder Erbrechen

- Abends noch eine Spätmahlzeit einnehmen, um eine zu lange Nahrungspause mit entsprechendem Blutzuckerabfall zu vermeiden.
- 30 Minuten vor dem Aufstehen Fenchel- oder Kamillentee trinken und einen Zwieback essen.
- Nur Wunschkost essen.
- Bei häufigem Erbrechen auf eine ausreichende Flüssigkeitszufuhr achten.

2. Müdigkeit

- Ausreichende Eisenzufuhr.
- Vitaminreiche Ernährung wie Obst und Gemüse.
- Lieber sechs kleine Mahlzeiten einnehmen anstelle von drei großen.
- Erfrischende Getränke wie gekühlter Kräutertee oder Mineralwasser anstelle von kurzfristig aufputschenden Mitteln wie Kaffee oder Cola.

3. Verstopfung

- Reichlich Ballaststoffe wie Gemüse, Obst, Vollkornprodukte essen.
- Süßigkeiten, Weißmehlprodukte und schwarzen Tee vermeiden.
- Mindestens 2-3 l kalorienarme Flüssigkeit aufnehmen.
- Joghurt mit Leinsamen, Weizenkleie oder Dörrpflaumen essen oder Pflaumensaft trinken.
- Morgens auf nüchternen Magen ein Glas Buttermilch oder Sprudelwasser trinken.

4. Hämorriden

- Verstopfung vermeiden.
- Roten Traubensaft trinken.
- Täglich einen Teelöffel Sonnenblumenöl einnehmen, um den Stuhl geschmeidig zu halten.

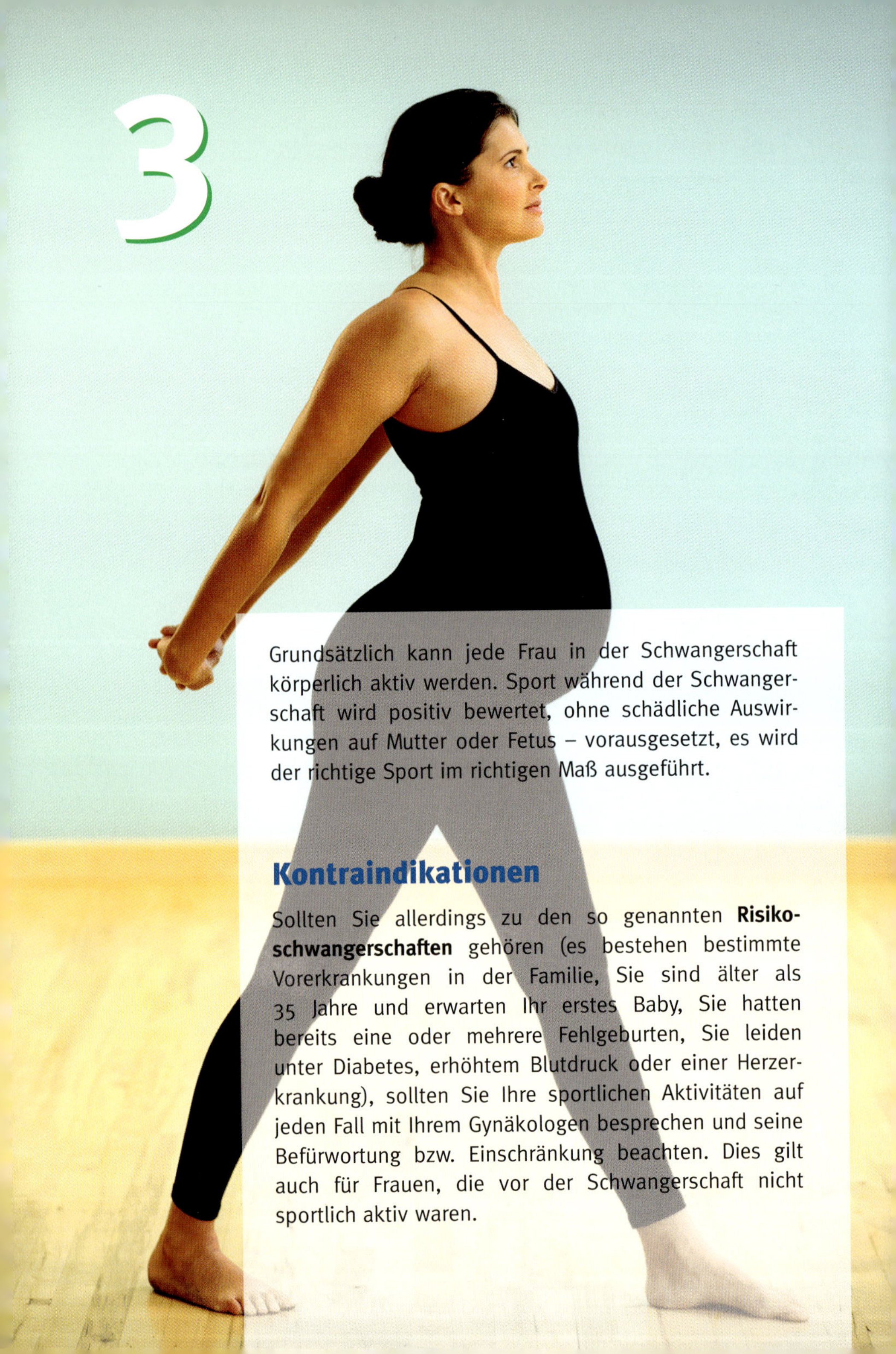

3

Grundsätzlich kann jede Frau in der Schwangerschaft körperlich aktiv werden. Sport während der Schwangerschaft wird positiv bewertet, ohne schädliche Auswirkungen auf Mutter oder Fetus – vorausgesetzt, es wird der richtige Sport im richtigen Maß ausgeführt.

Kontraindikationen

Sollten Sie allerdings zu den so genannten **Risikoschwangerschaften** gehören (es bestehen bestimmte Vorerkrankungen in der Familie, Sie sind älter als 35 Jahre und erwarten Ihr erstes Baby, Sie hatten bereits eine oder mehrere Fehlgeburten, Sie leiden unter Diabetes, erhöhtem Blutdruck oder einer Herzerkrankung), sollten Sie Ihre sportlichen Aktivitäten auf jeden Fall mit Ihrem Gynäkologen besprechen und seine Befürwortung bzw. Einschränkung beachten. Dies gilt auch für Frauen, die vor der Schwangerschaft nicht sportlich aktiv waren.

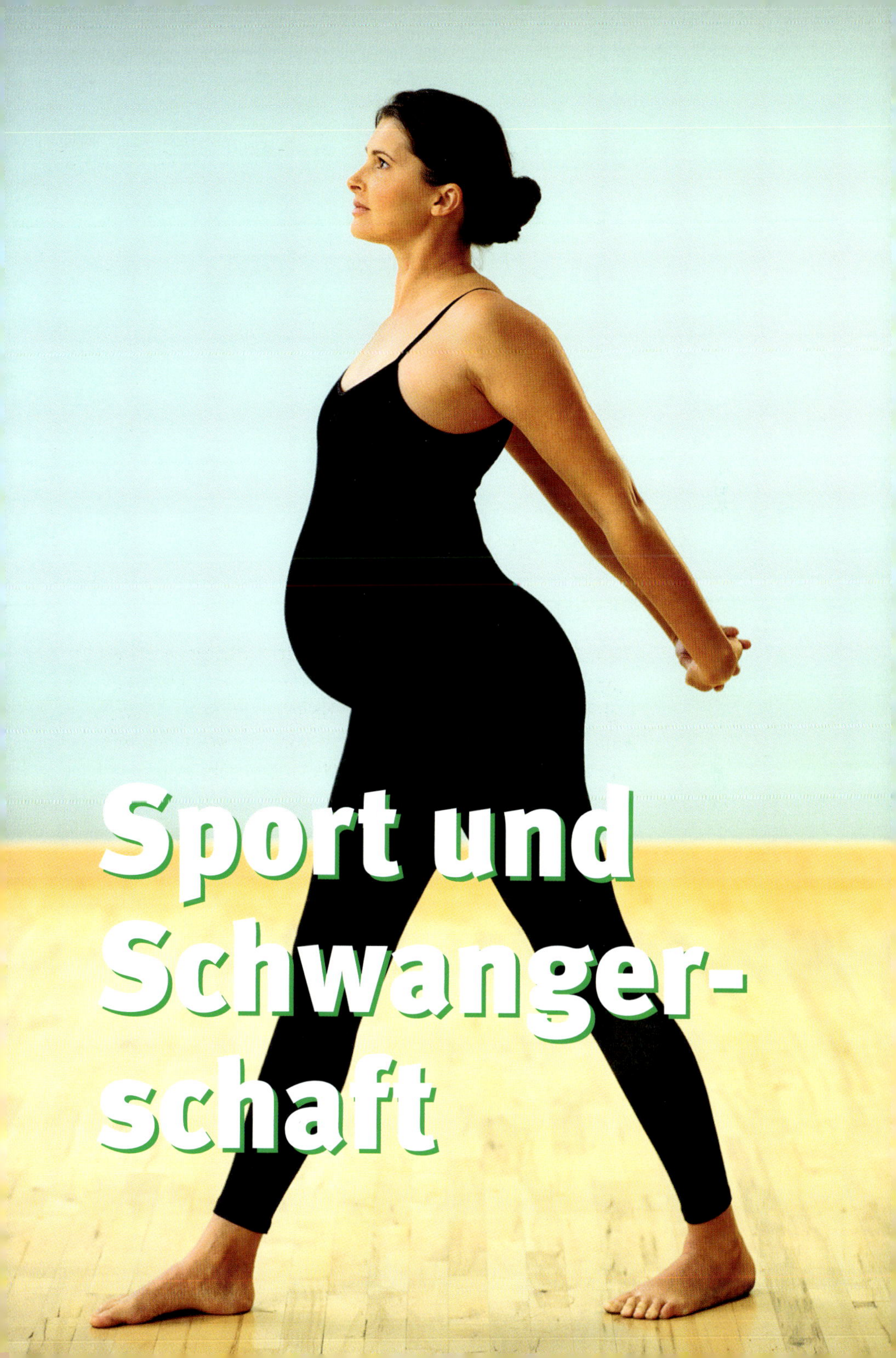

Sport und Schwangerschaft

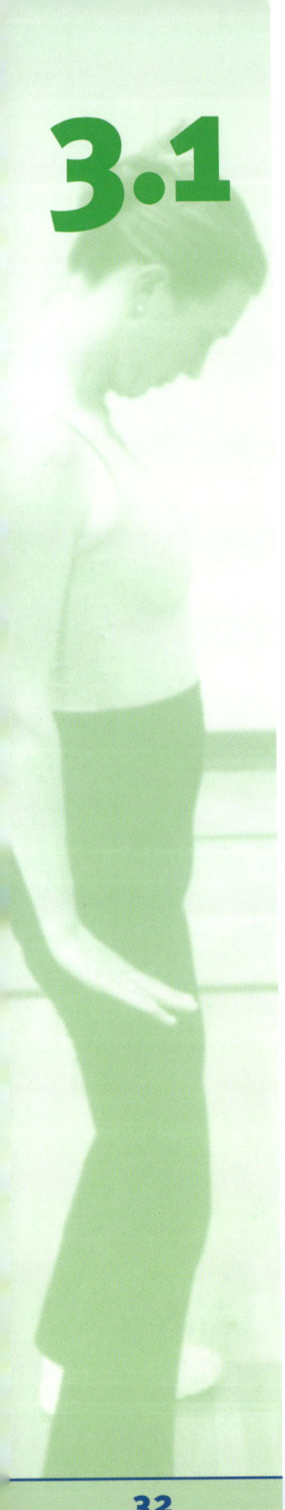

3.1 Welche Vorteile bringt die sportliche Aktivität während der Schwangerschaft?

Regelmäßiges und wohl dosiertes Training steigert Ihre körperlichen, seelischen und psychischen Kräfte und Energien. Sie fühlen sich nicht nur ausgeglichener und zufriedener, sondern auch leistungsfähiger. Und was für Sie gut ist, ist auch für Ihren Fetus gut. Er nimmt ab dem ersten Monat an Ihrer Lebensführung, Ihrer Lebenseinstellung teil, ist ein Teil von Ihnen und von Ihnen abhängig.

Die Geburt Ihres Babys ist mit das beeindruckendste Erlebnis in Ihrem Leben, aber es ist auch körperlich anstrengende Arbeit, die mit Schmerzen verbunden ist. Eine Entbindung kann viele Stunden dauern. Frauen, die sportlich aktiv sind, sind ausdauernder, tolerieren mehr Stress und mehr Schmerzen, sind körperlich und seelisch gestärkter, zuversichtlicher. Die Entbindung wird meist positiver und zufriedener erlebt, da das Körperbewusstsein und die Steuerungs- und Kontrollfunktion über den Körper gesteigert ist. Ein Ausdauer- und Muskeltraining bereits in der Schwangerschaft bereitet den Körper auf den Geburtsstress vor. Nach der Entbindung leiden sportlich aktive Frauen weniger unter Depressionen, da sich der Hormonhaushalt schneller auf das Ausgangsniveau einpendelt.

Aber, Sport in der Schwangerschaft ist keine Garantie für eine kurze, schmerzfreie Entbindung, eine natürliche Geburt oder ein gesundes Baby.

Vorteile des gesundheitsorientierten Fitnesstrainings während der Schwangerschaft

Physiologisch

- Verbesserte Ausdauerleistungsfähigkeit.
- Ein leichter und unbeschwerlicherer Schwangerschaftsverlauf.
- Die Sauerstoffversorgung im Körper wird gesteigert. Das wirkt sich unmittelbar entwicklungsfördernd auf den Fetus aus.
- Tiefer Schlaf während der Nacht.
- Durch Bewegung können Sie unangenehmen Begleiterscheinungen der Schwangerschaft wie Wassereinlagerungen in den Beinen, Krampfadern und Rückenschmerzen vorbeugen.
- Im 1. Trimenon der Schwangerschaft kann leichte körperliche Bewegung an frischer Luft die Übelkeit mindern. In den weiteren Monaten wird durch leichte körperliche Bewegung das Immunsystem gestärkt und die Widerstandskräfte erhöht.
- Die in der Schwangerschaft besonders beanspruchten Muskelgruppen (Beine, Bauch, Beckenboden und Rücken) werden stabilisiert.
- Durch die körperliche Aktivität ist der Körper besser auf die Geburt vorbereitet, die Geburt wird subjektiv als weniger anstrengend empfunden.
- Nach der Entbindung sind körperlich aktive Frauen wieder schneller in Form, da der Körper sich von den hormonellen Umstellungen und dem enormen Stress leichter erholt.

Psychologisch

- Das Vertrauen in die eigenen Körperkräfte wird gestärkt. Sie fühlen sich Ihren körperlich-seelischen Veränderungen nicht ausgeliefert, sondern lernen, neue Kräfte und Energien zu entfalten.
- Erhöhtes Wohlbefinden und Selbstbewusstsein.
- Steigerung des Körpergefühls und der Körperwahrnehmungsfähigkeit. Sie werden sensibler, lernen, auf Ihren Körper zu hören und können sich und Ihre Veränderungsprozesse besser wahrnehmen und steuern.
- Ihre Lebenseinstellung wird optimistischer und ausgeglichener.
- Höhere Toleranzgrenze für Schmerz und Stress.
- Sie lernen, mit Ängsten und Spannungen umzugehen.
- Durch die Entspannungsübungen werden Sie gelassener und ruhiger. Besonders während der Geburt können Sie durch Entspannung und richtige Atemtechnik die Geburtsschmerzen verringern.
- Das Fitnesstraining setzt bestimmte Hormone frei, sodass die so genannten „Kindbettdepressionen" nach der Geburt geringer sind bzw. gar nicht auftreten.

3.2

Welche Risiken bestehen durch Sport für Mutter und Fetus?

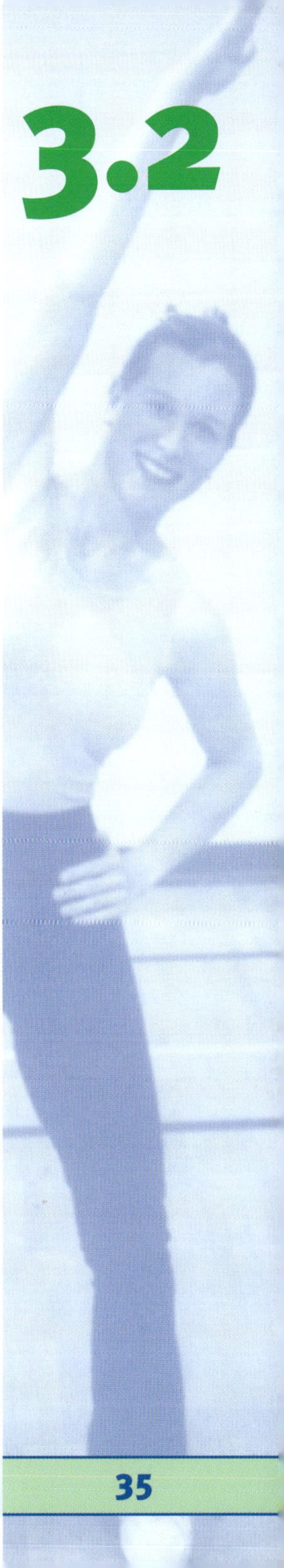

Risiko von Muskel- und Gelenkverletzungen

Durch die hormonellen Veränderungen im Körper werden Muskelgewebe und Gelenkverbindungen schwächer. Überbelastungen und schlechtes Schuhwerk führen dazu, dass Gelenke leicht überdehnt werden und Muskelgewebe reißen kann.

Risiko Dehydration

Die Mutter verliert während der körperlichen Aktivität an Körperflüssigkeit. Der Körper erwärmt sich und versucht, sich über das Schwitzen abzukühlen. Die Körpertemperatur des Fetus steigt bei körperlicher Belastung mit an. Ist die körperliche Anstrengung zu intensiv und wird der erhöhte Flüssigkeitsbedarf nicht kompensiert, können durch Überhitzung genetische Fehlentwicklungen und Missbildungen im Fetus entstehen.

Risiko einer Unterzuckerung

Schwangere Frauen benötigen für die Energieverbrennung erheblich mehr Kohlenhydrate als Nichtschwangere. Intensive und lang andauernde Sportaktivitäten können daher schnell zu einer Unterzuckerung führen. Um dies zu vermeiden, sollte 1-2 Stunden vor dem Training ein kohlenhydratreicher Snack, Joghurt mit Obst und eine Scheibe Vollkornbrot, eingenommen werden.

Risiko einer Sauerstoffunterversorgung

Während der körperlichen Aktivität der Mutter kommt es zu einer Umverteilung des Blutes innerhalb des Körpers. Das Blut fließt vermehrt in die Bereiche, die die Hauptarbeit verrichten, wie Arme und Beine. Die inneren Organe der Mutter und somit auch die des Fetus werden in dieser Zeit weniger durchblutet und mit Nähr-

stoffen versorgt. Trainiert die schwangere Frau zu intensiv und mit einer Trainingsherzfrequenz von über 150 Schlägen pro Minute, kann es zu einer Sauerstoffunterversorgung von Mutter und Fetus kommen.

Risiko einer Fehlgeburt

Ist die Trainingsbelastung zu hoch (Leistungssport und Wettkämpfe), ist das Risiko einer Fehlgeburt erhöht. Ein gesundheitsorientiertes und ausgeglichenes Training hingegen ist jedoch überhaupt nicht mit dem Risiko einer Fehlgeburt verbunden. Im Gegenteil, die Entwicklung des Fetus wird durch mäßiges Training positiv beeinflusst.

Trainieren Sie mit Maß und Verstand und verzichten Sie auf Ihr Training, wenn

- Ihnen nicht danach zu Mute ist, Sie müde und abgespannt sind. Gönnen Sie sich dann lieber eine Pause und verwöhnen und entspannen Sie sich.
- Sie sich nicht gut fühlen oder Ihr Körper Schmerzen oder ungewohnte Veränderungen aufweist.
- Sie plötzliche Schwellungen an Hand, Fuß oder Gesicht bemerken.
- Ihr Blutdruck erhöht ist (über 140/100 mmHg).
- Ihnen schwindelig oder übel ist.
- Sie Kopfschmerzen haben.
- Sie starke Bauch-, Rücken- oder Beinschmerzen/-krämpfe haben.
- Sie erkältet sind, Fieber oder eine Infektion haben.
- plötzliche Blutungen auftreten.
- Kindsbewegungen ausbleiben. Ab der 21. Schwangerschaftswoche sollten Sie regelmäßige Bewegungen spüren.
- Sie eine Cerclage erhalten haben, da Ihr Muttermund zu weit geöffnet ist.

Sollten Sie während oder nach Ihrem Fitnesstraining Probleme oder Schmerzen haben, reden Sie unbedingt mit Ihrem Gynäkologen darüber.

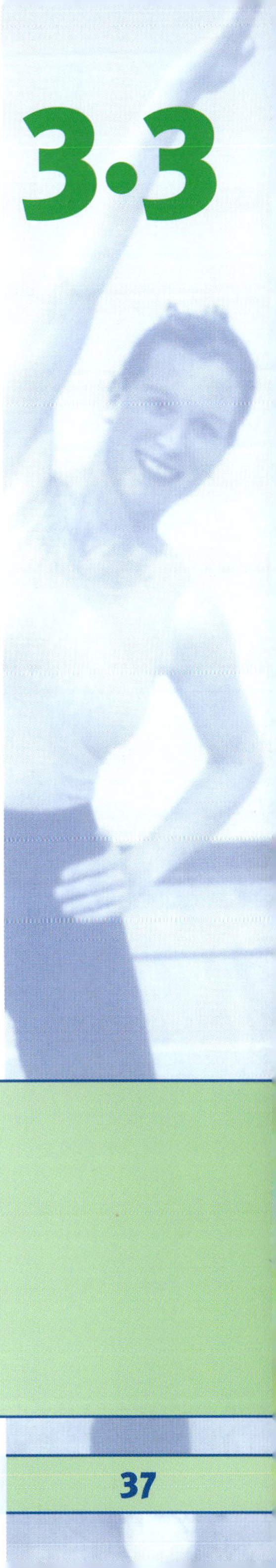

3.3

Welche physiologischen Veränderungen passieren während der Schwangerschaft in meinem Körper und welche Konsequenzen hat das für den Sport?

Während der 40 Wochen der Schwangerschaft ist der Körper vielen physiologischen Veränderungen ausgesetzt. Körperliche Aktivität beeinflusst stets auch die Entwicklung des Fetus. Es ist daher wichtig zu beobachten, welche Auswirkungen die sportliche Aktivität auf den Körper der schwangeren Frau und auf den des Fetus hat.

Das Wissen um diese Vorgänge ist eine wichtige Voraussetzung, um das Fitnesstraining richtig aufzubauen und zu gestalten.

Alle Trainingsempfehlungen für die Schwangerschaft leiten sich aus folgenden Prozessen ab:

1. Umstellungen im Hormonhaushalt
2. Veränderungen im Atmungssystem
3. Veränderungen im Herz-Kreislauf-System
4. Erhöhter Energieverbrauch
5. Veränderungen im Wasserhaushalt
6. Anatomische Veränderungen

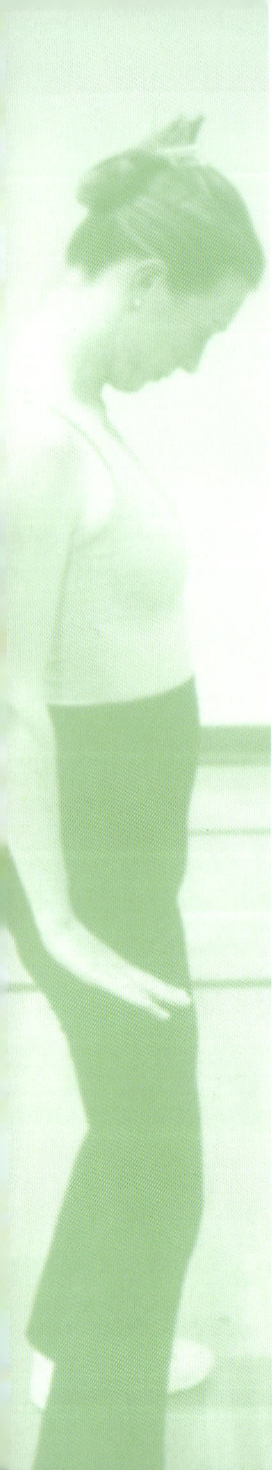

1. Umstellungen im Hormonhaushalt

Hormone dienen als Informationsträger und bereiten den Körper auf die Schwangerschaft vor. Während der Schwangerschaft werden vermehrt Hormone ausgeschüttet. Besonders in den ersten Wochen der Schwangerschaft verändert sich der Hormonhaushalt stark. Gefühlsschwankungen sind groß und Gefühle können sich von einem auf den anderen Moment verändern. Die psychische Verfassung mag zeitweise etwas labiler sein als gewöhnlich.

Während eines moderaten Fitnesstrainings kann die Ausschüttung von Hormonen zusätzlich erhöht sein. Für den Fetus hat dies, vorausgesetzt, das Training wurde nicht zu intensiv durchgeführt, keine gesundheitsbeeinträchtigende Wirkung. Mit zunehmendem Trainingseffekt verringert sich der Hormonanstieg während der Fitnessübungen. Dies wird in der Regel von der Frau als angenehm empfunden, da ihr psychisches und physisches Wohlbefinden ausgeglichener ist.

Östrogene z. B. sind für das Wachstum der Gebärmutter und Brüste verantwortlich. Ab dem dritten Monat spüren Sie, dass Ihre Brüste bereits voller und empfindlicher werden. Progesterone stabilisieren die Fruchtblase, regulieren die Magen- und Darmfunktion sowie den Blutdruck.

Adrenalin wird vermehrt in Stresssituationen ausgeschüttet. Während leichter Fitnessübungen steigt der Adrenalinspiegel nur mäßig an, intensive körperliche Belastungen, wie Leistungssport oder Wettkämpfe, verursachen einen sehr hohen Adrenalinanstieg und lösen im Körper Stressreaktionen aus. Es kommt zur Verengung der Blutgefäße und zur Umverteilung des Blutes in die Muskeln anstatt in die inneren Organe Herz und Gehirn. Die Blutumverteilung bei der Mutter bewirkt auch beim Fetus eine Blutumverteilung. Zu seinem Schutz wird vermehrt Sauerstoff zum Herzen und Gehirn transportiert, den beiden wichtigsten Organen. Die anderen Organe, wie Leber, Niere, Milz und Darm, werden für diese Zeit weniger mit Sauerstoff versorgt.

In seltenen Fällen wird vermehrt Insulin ausgeschüttet, was zu einer Schwangerschaftsdiabetes führt. Diese Diabetes muss sofort ärztlich behandelt werden. Starker Durst und häufiges Wasserlassen, auch nachts, sind erste Anzeichen.

Die Hormonumstellung ist auch für die oft auftretende Übel- und Müdigkeit verantwortlich. Als Linderung hilft Bewegung an frischer Luft. Ein Fitnesstraining in der Schwangerschaft sollte moderat und ausgeglichen sein, immer unter ausreichender Zufuhr von Sauerstoff erfolgen und nicht mehr als maximal 75 Minuten pro Tag dauern. Gönnen Sie sich ausreichend Erholungspausen.

Die Hormone Estrogen und Relaxin lockern Bänder und Sehnen. Der Körper wird weicher und elastischer, wichtige Maßnahmen, um den Körper auf die Geburt vorzubereiten. Da Bänder und Sehnen die Aufgabe haben, Gelenke zu stabilisieren, sind in der Schwangerschaft die Gelenke instabiler. Besonders betroffen sind Bein- und Hüftgelenke. Wichtig beim Sport ist daher ein guter Sportschuh mit einem hervorragenden Puffersystem im Fersen- und Vorfußbereich, sich intensiv aufzuwärmen, hüpfende und springende Bewegungen sowie schnelle Richtungswechsel und Drehungen zu vermeiden.

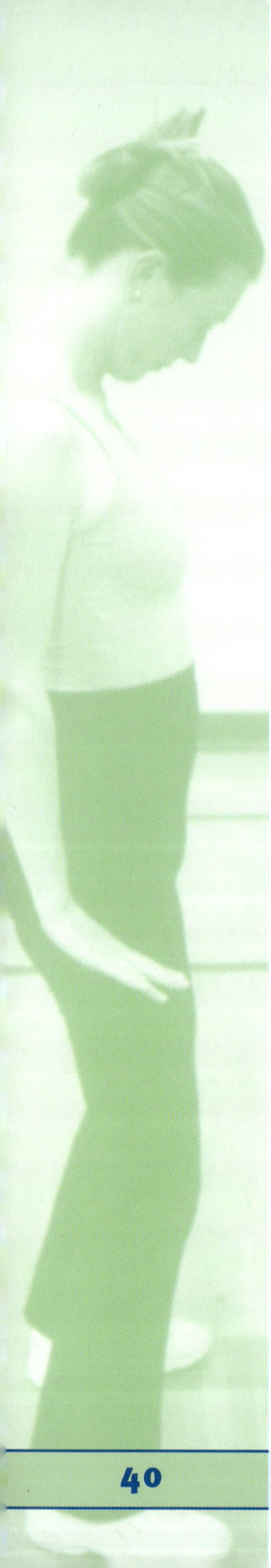

2. Veränderungen im Atmungssystem

Durch die wachsende Gebärmutter hebt sich das Zwerchfell 4 cm nach oben und kippt von 68° auf 103°. Dadurch wird das Zwerchfell nach oben geschoben und die Lungenflügel werden zusammengepresst. Da die Lungen auf Grund der veränderten Platzierung der inneren Organe jetzt weniger Volumen haben, ist die Atmungskapazität eingeschränkt, Sie fühlen sich zunehmend unbeweglicher und kurzatmiger. Die Atemkapazität verringert sich bei gleichzeitigem Mehrbedarf an Sauerstoff. Um dieses Ungleichgewicht auszugleichen, müssen Sie schneller und öfter atmen. Die stärksten Veränderungen erfolgen zwischen der 26. und 32. Schwangerschaftswoche.

Die Atmung wird insgesamt flacher und schneller. Legen Sie während der sportlichen Aktivitäten mehrere kleine Erholungspausen ein. Um die Atmungssituation nicht noch mehr zu verschlechtern, sollten Sie niemals hyperventilieren und auf anaerobe Sportarten (bei denen körperliche Bewegungen ausgeübt werden, ohne dass dem Körper Sauerstoff zugeführt wird, wie z. B. Tauchen) verzichten.

3. Veränderungen im Herz-Kreislauf-System

Blut, Herz und Gefässystem sind an diesen Veränderungen beteiligt. Der Fetus benötigt für ein gesundes Wachstum ausreichend Sauerstoff und Nahrung. Die Sauerstoffmenge, die der Fetus erhält, ist abhängig von der Blutmenge, die ihn über die Gebärmutter erreicht, vom Anteil der roten Farbkörperchen im Blut (Hämoglobin), das die Sauerstoffmoleküle transportiert und vom Sauerstoffniveau in den Arterien. Die uterine Durchblutung steigt während der 10 Monate von 50 ml/min auf 500-800 ml/min.

Während der Schwangerschaft steigt das Blutvolumen insgesamt um 30-50 % an. Verursacht wird diese Zunahme überwiegend durch Wassereinlagerungen. Der Hämoglobingehalt steigt nur um 20 %, das Blutplasmavolumen um 35 %. Mit dem höheren Anstieg des Blutvolumens wird das Blut dünnflüssiger. Allerdings nimmt während der Schwangerschaft die Dehnbarkeit der Venen um 20-30 % zu, was zu einer Verlangsamung des venösen Blutstroms und zu einer funktionellen Störung der Venenklappen führt (Pumpinsuffizienz). Das hat zur Folge, dass der Blutrückfluss von den Extremitäten zum Herzen unter erschwerten Bedingungen erfolgt und das Risiko einer Thrombose erhöht ist.

Mit der Veränderung des Blutvolumens verändert sich auch der Blutdruck. Optimale Werte sind 120/80 mmHg, aber auch Werte von 120/90 mmHg sind während der Schwangerschaft völlig normal. Seien Sie nur vorsichtig bei allen schnellen Positionswechseln, z. B. vom Liegen zum Stehen, da dann 20 % der Blutmenge kurzfristig verloren gehen (Blut versackt in den Beinen und fehlt dem Herzen).

In der Schwangerschaft ist das Herzminutenvolumen um 20-30 % erhöht. In der 14. Woche beträgt das Herzminutenvolumen 671 ml, in der 36. Woche 746 ml. Das Herzminutenvolumen ist die Menge, die das Herz pro Minute auswirft, um den Körper mit Sauerstoff zu versorgen. Das Herzminutenvolumen ist das Produkt von Schlagvolumen und Herzfrequenz. Das Schlagvolumen ist das Blutvolumen, was von der Herzkammer ausgeworfen wird, die Herzfrequenz kennzeichnet die Herzschläge pro Minute.

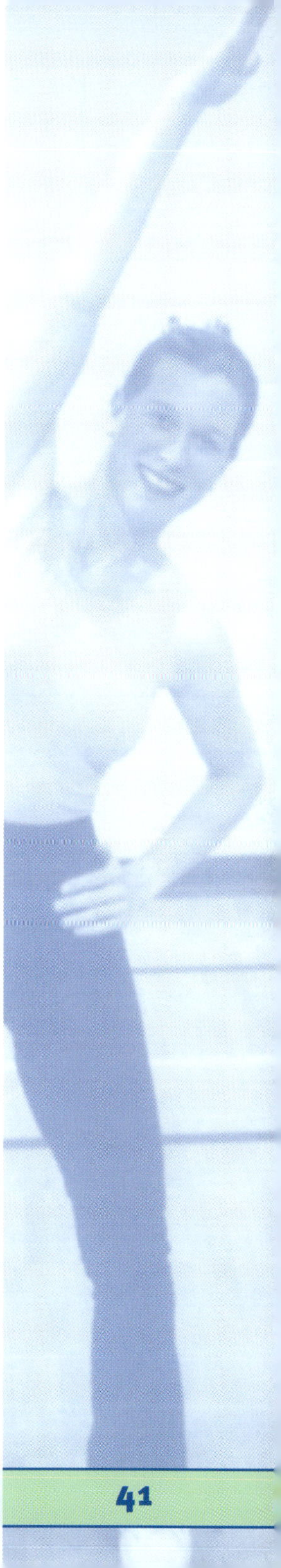

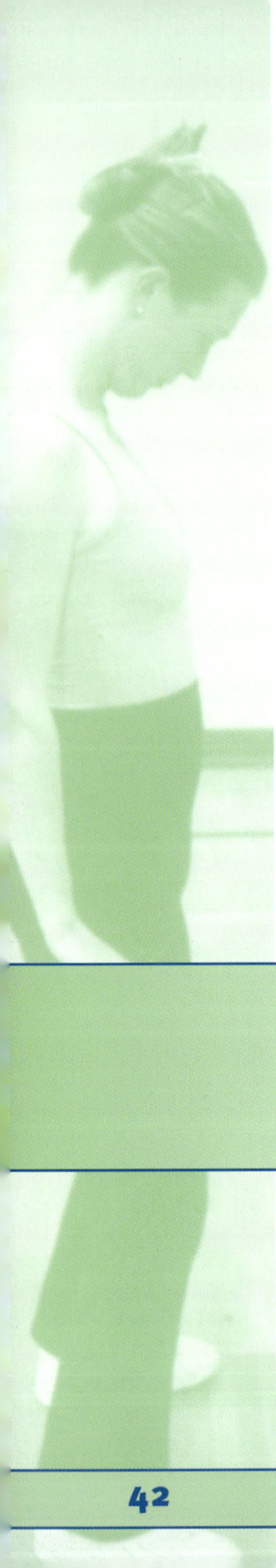

In der Schwangerschaft ist die Herzfrequenz stark, das Schlagvolumen geringfügig erhöht. Das Herz der schwangeren Frau schlägt schneller und wirft pro Herzschlag mehr Blut aus. Trotzdem steht für sportliche Bewegungen insgesamt weniger Sauerstoff zur Verfügung, die aerobe Leistungsfähigkeit wird mit zunehmendem Schwangerschaftsverlauf geringer. Mit dem Anstieg der Herzfrequenz steigt auch der Ruhepuls um ca. 10-20 Schläge pro Minute an. Normalerweise beträgt der Ruhepuls 60-70 Schlägen/min, jetzt aber ist ein Ruhepuls zwischen 80-100 Schläge/min üblich. Der Ruhepuls ist ein wichtiger Faktor zur Berechnung Ihrer individuellen Trainingsherzfrequenz.

Ein Herzfrequenzanstieg im Körper der Mutter lässt auch die Herzfrequenz des Fetus ansteigen. Die Herzfrequenz des Fetus beträgt in der Regel zwischen 140-160 Schläge pro Minute. Bei moderaten sportlichen Aktivitäten erhöht sie sich um 10-30 Schläge pro Minute. 15 Minuten nach Beendigung der sportlichen Aktivität ist die Herzfrequenz des Fetus wieder auf das Ausgangsniveau zurückgekehrt. Eine Herzfrequenzveränderung in diesem Rahmen ist für den Fetus völlig unbedenklich.

Damit die Entwicklung der inneren Organe des Fetus keinen Schaden erleidet, ist es wichtig, die sportliche Aktivität kontrolliert durchzuführen und während des Trainings regelmäßig den Puls zu messen (siehe Berechnung der individuellen Trainingsherzfrequenz in Tab. 6, S. 66).

Der reduzierte venöse Blutfluss kann dazu führen, dass die Beine dick werden, Krampfadern und Ödeme entstehen. Um dies zu vermeiden, sollten Sie, so oft wie möglich, die Beine hochlegen, morgens und abends die Beine kalt abduschen, mehrmals täglich die Übung „Fersenheben“, Nr. 22, (s. S. 102), praktizieren und flache, bequeme Schuhe tragen.

4. Erhöhter Energieverbrauch

Während der Schwangerschaft steigt der Energieverbrauch. Sie benötigen jetzt nicht nur Energie für Ihren Körper, sondern auch für den Ihres Fetus. Die Energie wird für die Gebärmutter und den genetischen Aufbau des Fetus benötigt. Die Proteinsynthese ist gesteigert, der Fettverbrauch erhöht. Für die Verbrennung der Nährstoffe ist es wichtig, dass der Körper ausreichend mit Sauerstoff versorgt ist. Der Sauerstoffbedarf von schwangeren Frauen ist gegenüber dem von nichtschwangeren Frauen um 10-20 % erhöht.

Für die Schwangerschaft werden ausschließlich aerobe Sportarten empfohlen, bei denen die Energieverbrennung immer unter Zufuhr von Sauerstoff erfolgt. Die Intensität der Bewegung wird durch Pulsmessen kontrolliert. Das das Körpergewicht eine wichtige Rolle für den Energie- und Sauerstoffbedarf spielt, sollte besonders im letzten Drittel der Schwangerschaft auf Sportarten umgestiegen werden, in denen der Körper „getragen“ wird, wie Radfahren oder Aquafitness.

5. Veränderungen im Wasserhaushalt

Während der Schwangerschaft verbrennt der Körper mehr Energie und somit erhöht sich auch die Körpertemperatur bereits schon ohne körperliche Bewegung. Der Körper hat drei Möglichkeiten, Körperwärme abzugeben: Abgabe über die Haut in Form von Schweiß, Abgabe über das Blut durch vermehrte Hautdurchblutung, Abgabe über die Atmung in Form von Verdunstung. Der

Fetus hat diese Möglichkeiten jedoch nicht. Eine erhöhte Körpertemperatur der Mutter überträgt sich auf die Temperatur des Fetus. Da der Fetus keine überschüssige Wärme abgeben kann, kann eine Überhitzung der Mutter besonders im 1. Trimenon der Schwangerschaft für den Fetus lebensbedrohlich werden.

Um eine Dehydration zu vermeiden, ist es wichtig, vor, während und nach dem Training ausreichend Wasser zu trinken. An heißen und schwülen Tagen sollten Sie nicht an frischer Luft trainieren. Ihr Training sollte stets leicht und moderat sein, sodass Sie nie ins Schwitzen kommen. Vermeiden Sie auch Sauna und heiße Dampfbäder. Ihre Körpertemperatur sollte nicht höher als 38,9°C sein. Eine Körpertemperatur der Mutter von über 39,2°C kann beim Fetus genetische Fehlentwicklungen und Missbildungen verursachen.

Während der Schwangerschaft sammelt sich mehr Wasser im Körper an. Wird das Wasser nicht gut verteilt, staut es sich in Beinen, Händen oder Gelenken. Die Schwellung übt Druck auf Gefäße und Nerven aus. Meistens sind besonders die Nerven und Gefäße am Handgelenk betroffen. Eingeschlafene Finger oder ein Taubheitsgefühl in Daumen, Zeige- oder Mittelfinger sind die Folge dieser Durchblutungsstörung. Dann leiden Sie unter einem so genannten **Karpaltunnelsyndrom**. Bandagieren Sie sich Ihre Handgelenke, vermeiden Sie bei Gymnastikübungen Positionen auf allen vieren und bevorzugen Sie die Unterarm- oder Seitenlage.

6. Anatomische Veränderungen

Am Ende der Schwangerschaft wiegt die Gebärmutter ca. 6 kg. Durch die wachsende Gebärmutter, die Gewichtszunahme des Fetus und Ihre Gewichtszunahme verändern sich Körperstatik und Körperhaltung. Folgen der anatomischen Veränderung während der Schwangerschaft sind eine vergrößerte Lendenlordose und Brustkyphose.

Wenn die Brüste größer und schwerer werden, fallen die Schultern nach vorne, der Kopf wird nach vorne geschoben und der obere Rücken wird gerundet. Der Brustmuskel (M. pectoralis major und minor) und der Sägemuskel (M. serratus anterior) verkürzen, die Schulter- und obere Rückenmuskulatur (M. trapezius, rhomboideus, M. latissimus dorsi, M. deltoideus) wird überdehnt.

Es zeigt sich ein Rundrücken, der eine Haltungsschwäche im oberen Körperbereich darstellt und als verstärkte **Brustkyphose** bezeichnet wird. Diese entwickelt sich meistens ab dem fünften Monat. Dieses Muskelungleichgewicht kann durch entsprechende Kräftigungs- und Dehnübungen ausgeglichen werden (Kap. 5.4).

Spätestens ab dem achten Monat bildet sich ein verstärktes Hohlkreuz heraus, da der Bauch weit nach vorne wächst und das Becken nach vorne kippt. Die Bauchmuskulatur wird stark gedehnt und verlängert sich. Die unteren Rückenmuskeln, Hamstrings und Beinbeuger (Oberschenkelrückseite) verkürzen. Es zeigt sich ein starkes Hohlkreuz, das eine Haltungsschwäche im unteren Rückenbereich darstellt und als verstärkte **Rückenlordose** bezeichnet wird. Diese Haltungsschwäche verursacht Rückenschmerzen und Gleichgewichtsprobleme. Auch dieses Muskelungleichgewicht (Dysbalance) kann durch ein ge-zieltes Muskeltraining ausgeglichen werden (Kap. 5.5).

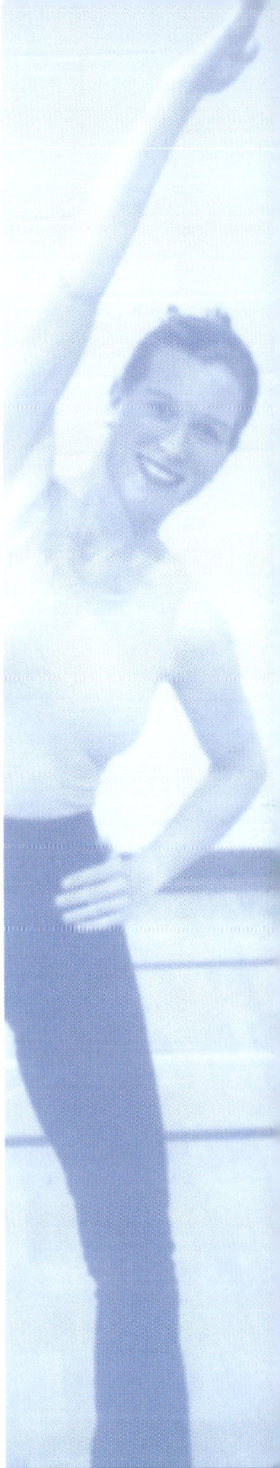

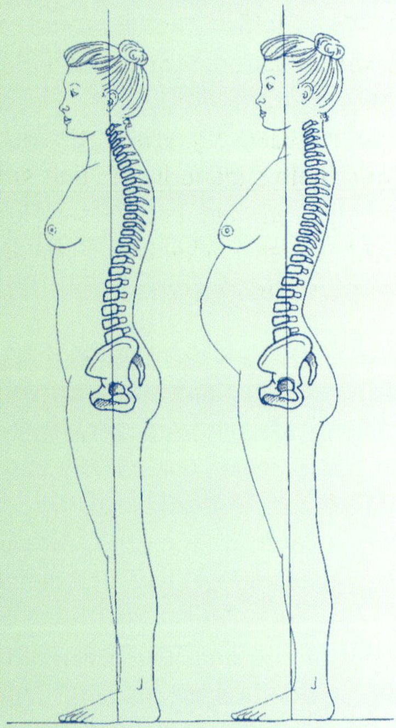

Abb. 2: Veränderte Körperstatik während der Schwangerschaft (Artal, 1992)

Achten Sie besonders jetzt auf rückengerechtes Heben und Tragen und machen Sie regelmäßig ausgleichende Rückenübungen, wie im Muskeltraining Kap. 5 beschrieben. Wechseln Sie bei Gleichgewichtsproblemen von Ihrem Straßenfahrrad auf ein stationäres Fahrrad (Heimtrainer).

Die wachsende Gebärmutter drückt besonders ab dem zweiten Drittel der Schwangerschaft auf die Vena cava. Diese Vene transportiert Blut aus den Beinen zum Herzen zurück. Liegen Sie auf dem Rücken, drücken Sie diese Vene zu. Dadurch wird der Blutrückfluss zum Herzen eingeschränkt, das Schlagvolumen reduziert und der Blutdruck fällt. Der Blutfluss zur Plazenta ist geringer und der Fetus könnte darunter Schaden leiden. Aus diesem Grund sollten Sie ab dem vierten Monat die Rükkenlage vermeiden, bzw. 2-3 große Kissen unterlegen und aufrecht oder halb sitzend liegen und schlafen oder die Linksseitenlage einnehmen. Dieses Problem der Überempfindlichkeit der Rückenlage wird als **Supines-Hypersensibles-Syndrom** bezeichnet.

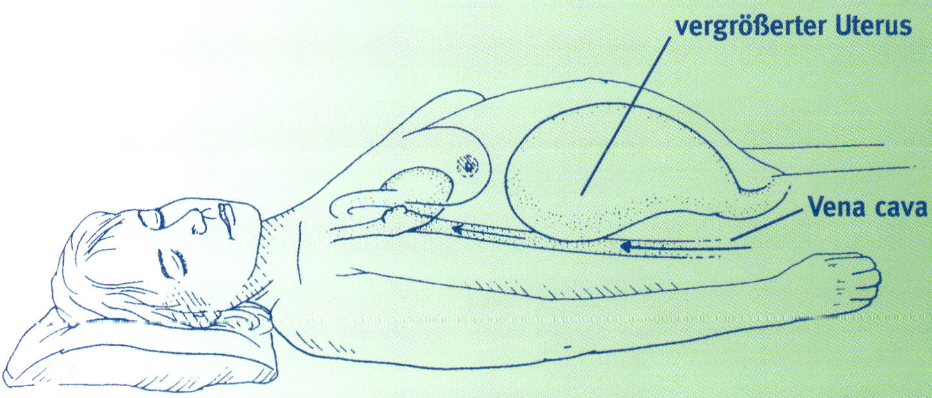

Abb. 3: Die wachsende Gebärmutter drückt auf die Vena cava und vermindert den Blutrückfluss zum Herzen (Artal, 1992).

Ebenfalls drückt der größere Uterus vermehrt auf Ihre Blase. Sie werden häufiger zur Toilette müssen, da Sie Ihre Blase mit zunehmendem Schwangerschaftsverlauf immer weniger voll entleeren können. Um eine Blaseninfektion zu vermeiden, ist es wichtig, direkt zur Toilette zu gehen und ausreichend kalorienarme Flüssigkeit, 2-3 l pro Tag, zu sich zu nehmen.

3.4 Warum ist im pränatalen Fitnesstraining die Einteilung in Trimenons wichtig?

Auf Grund der vielen physiologischen und psychologischen Veränderungsprozesse im Körper ist die Belastbarkeit in der Schwangerschaft abhängig vom jeweiligen Schwangerschaftsmonat. Mediziner unterteilen die Schwangerschaft in drei große Abschnitte, Trimenons.

Damit das Fitnesstraining in dieser Zeit effektiv und gesund ist, ist es sehr sinnvoll, diese Einteilung auch in der Sportpraxis vorzunehmen. Das Fitnesstraining in jedem Trimenon verfolgt ein anderes Trainingsziel.

In jedem Trimenon wird ein anderes Hilfsmittel eingesetzt, um die Schwerpunktsetzung zu unterstützen.

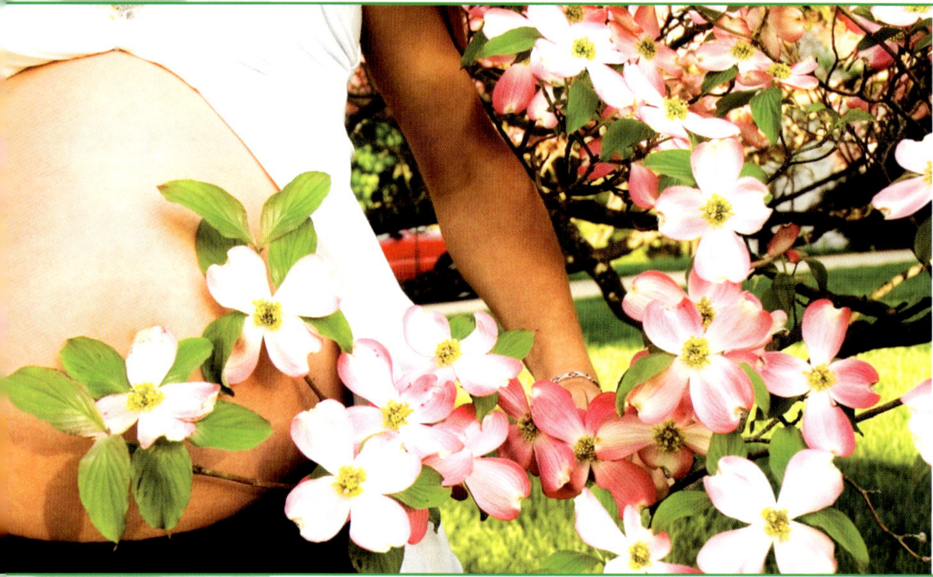

1. Trimenon: Sensible Phase (1.-4. Monat):

- Phase der Umstellung.
- Förderung des allgemeinen Wohlbefindens und Anpassung an die körperlichen Veränderungen.
- Sanftes Ausdauertraining und grundlegende Kräftigungsübungen.
- Übungen mit/ohne kleinen, freien Hanteln.

2. Trimenon: Stabile Phase (5.-7. Monat):

- Phase des Wohlbefindens.
- Vielseitiges Ausdauer- und spezielles Muskeltraining als Ausgleich des Muskelungleichgewichts von Brust- und Schultergürtelmuskulatur.
- Kräftigung der Rumpf- und Beinmuskulatur, Stabilisierung der Gelenke und Gewebestraffung.
- Übungen mit dem Stuhl.

3. Trimenon: Schwere Phase (8.-10. Monat):

- Phase zunehmender Unbeweglichkeit.
- Ausdauertraining bevorzugt im Wasser. Spezielle Muskelübungen zur Linderung der Rückenschmerzen und Geburtsvorbereitung.
- Übungen mit dem Sitzball.

1. Trimenon

Das 1. Trimenon (1.-4. Monat) ist die Phase der Umstellung und Anpassung. In dieser Zeit vollzieht der Körper die größten physiologischen und psychologischen Veränderungen. Sie können in dieser Zeit mit einem Fitnesstraining beginnen bzw. es weiter fortführen, allerdings sollten Sie jetzt besonders sensibel auf Ihren Körper achten.

Abb. 4a+b: Die körperlichen Veränderungen der schwangeren Frau und die Entwicklung des Fetus in der 12. Woche (Caveney, 1977)

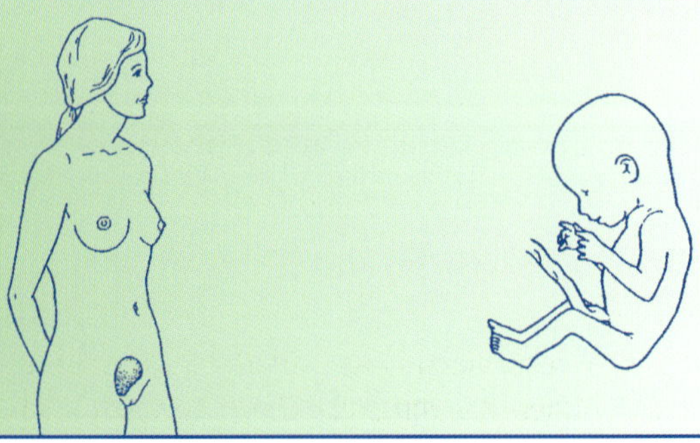

Die Gebärmutter hebt sich über das Becken. Die Plazenta beginnt, über den Blutstrom der Mutter den Embryo mit Nährstoffen zu versorgen. Der Körper produziert vermehrt Hormone. Leichte Bewegung lindert auftretende Übel- und Müdigkeitserscheinungen.

Am Ende des ersten Monats ist der Embryo ca. 3 cm lang (10.000 x größer als seine ursprüngliche Zellgröße), am Ende des dritten Monats 5 cm lang und 14 g schwer. Die Zelle beginnt, sich zu differenzieren, Gewebe und Organe bilden sich heraus, das Nervensystem ist noch geöffnet. Das Herz schlägt schnell und ist mit einem speziellen Gerät hörbar. Zum Ende des Trimenons wächst aus dem Embryo ein Fetus, der bereits jetzt vollkommen geformt ist. Das Geschlecht ist bestimmbar.

2. Trimenon

Im 2. Trimenon (5.-7. Monat) sind die meisten Anpassungsvorgänge weitest gehend vollzogen. Dies ist die Phase des Wohlbefindens und der größten körperlichen Belastbarkeit während der Schwangerschaft.

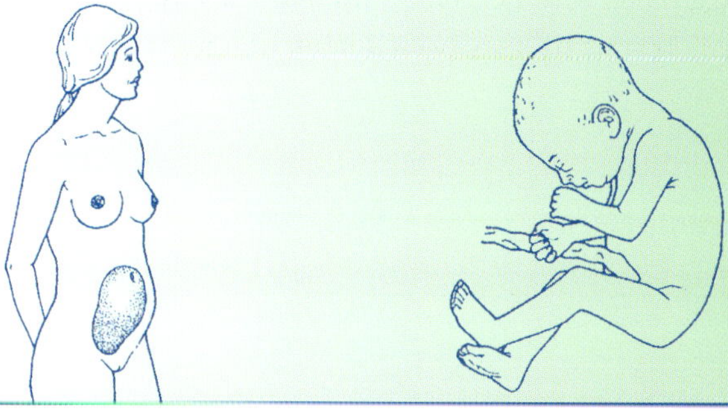

Abb. 5a+b: Die körperlichen Veränderungen der schwangeren Frau und die Entwicklung des Fetus in der 24. Woche (Caveney 1977)

Die Gebärmutter wächst nach oben, erleichtert die Blase, aber macht das Atmen zunehmend schwieriger. Blutvolumen und Herzminutenvolumen steigen stark an. Eine ausgeglichene Ernährung, ausreichende Wasseraufnahme und sportliche Bewegung helfen gegen Sodbrennen und Verstopfung. Beinkrämpfe treten vermehrt auf, die durch die Übung „Fersenheben“ (Nr. 22, S. 102) gelindert werden können. Auch helfen warme Wickel über Nacht. Wenn die Brüste größer und schwerer werden, fallen die Schultern nach vorne, der Kopf wird nach vorne geschoben, der obere Rücken gerundet. Spezielles Muskeltraining gleicht das Muskelungleichgewicht aus und beugt einem Rundrücken vor.

Der Fetus wächst besonders schnell im vierten Monat, erreicht am Ende 20 cm, im sechsten Monat ca. 30 cm und wiegt ca. 1.000 g. Das Skelett entwickelt sich. Die Atmung beginnt, die Lungen sind aber noch nicht voll ausgereift. Mund und Augen öffnen und schließen sich. Nägel an Händen und Füßen sind entwickelt. Der Fetus beginnt, seine Reflexe auszuprobieren. Er ist bewegungsaktiv und gut spürbar, teilweise auch sichtbar.

3. Trimenon

Im 3. Trimenon (8.-10. Monat) wird es für die Frau anstrengend. Dies ist die Phase der Belastung und Geburtsvorbereitung. Bewegungen werden beschwerlicher und die körperliche Belastbarkeit nimmt stark ab.

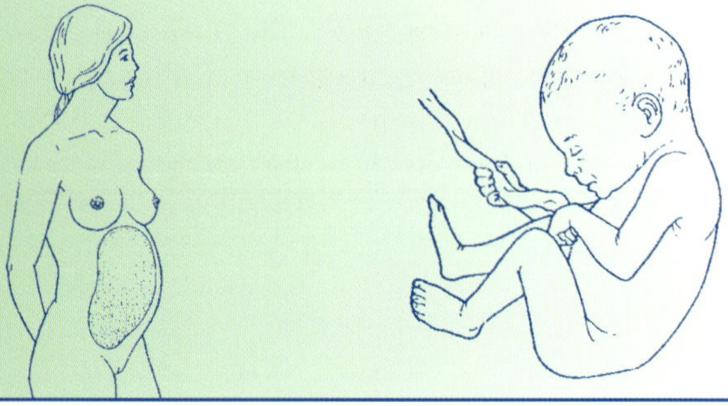

Abb. 6a+b: Die körperlichen Veränderungen der schwangeren Frau und die Entwicklung des Fetus in der 32. Woche (Caveney, 1977)

Die Gebärmutter erreicht ihre maximale Höhe. Die Brüste sind voll und sehr empfindlich, das Atmen wird schwieriger. Bequemes Liegen und Schlafen fällt schwer, langes Stehen und Sitzen sind beschwerlich und unangenehm. Schwellungen und Wassereinlagerungen in Händen und Füßen nehmen zu. Gewebe und Gelenke werden sehr weich und elastisch. Durch den wachsenden Bauch kippt das Becken nach vorne, vergrößert die Lendenlordose. Spezielles Muskeltraining lindert Rückenschmerzen.

Der Fetus ist 38-43 cm lang und wiegt ca. 2.000 g. Alle inneren Organe und Muskeln sind vollständig entwickelt. Der Fetus erhält wichtige Antikörper für sein Immunsystem von der Mutter; entwickelt Wach-Schlaf-Rhythmus. Bewegungen sind kräftiger, wegen des geringeren Platzangebots aber eingeschränkter. Nach 6,5 Monaten dreht sich der Fetus meist in eine Kopf-unten-Position. Ein Fetus, der mit den Füßen nach unten liegt, kann sich aber bis kurz vor der Entbindung noch in die richtige Position drehen.

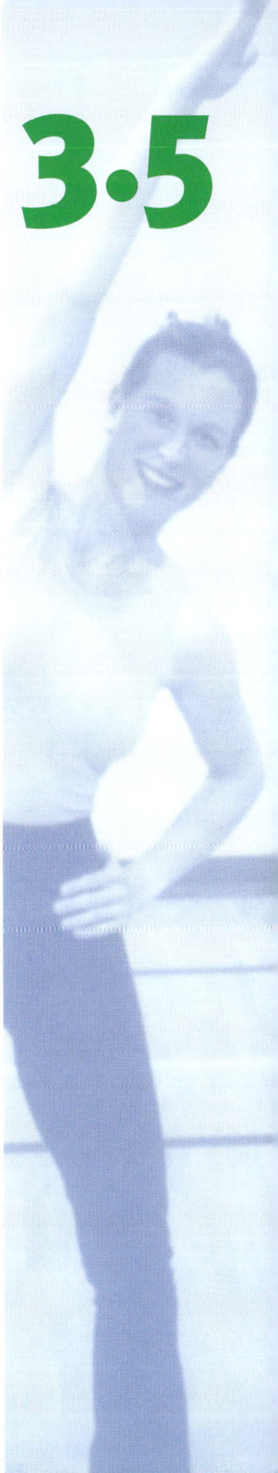

3.5

Welcher Sport ist für schwangere Frauen geeignet?

Während der Schwangerschaft sind grundsätzlich alle gesundheitsorientierten Sportarten sehr zu empfehlen. Dazu zählen alle Bewegungen, die kein besonders hohes Verletzungsrisiko beinhalten, zyklischer Natur und besonders gelenkschonend sind und die aerobe Ausdauerleistungsfähigkeit sowie die allgemeine Muskelkraft fördern.

Was bedeutet aerobe Ausdauerleistungsfähigkeit?

Physiologisch betrachtet, hat der Körper verschiedene Möglichkeiten, Kalorien zu verbrennen, um Energie für alle Körperfunktionen, insbesondere die Fortbewegung, bereitzustellen. Erfolgt die Verbrennung der Nährstoffe unter Zufuhr von Sauerstoff, heißt dies aerob. Verbrannt werden überwiegend Kohlenhydrate. Bei Bewegungen, die in einem ruhigen Tempo und länger als 90 Minuten andauern, werden auch mehr Fette verbrannt.

Die aerobe Verbrennung erfolgt im Zitronensäurezyklus und in der Atmungskette. Das Herz deckt genau den Bedarf an Sauerstoff ab, der für eine bestimmte Leistung erbracht werden muss. Bei allen aeroben Sportarten gewährleistet die Schwangere durch eine gleichmäßige und ruhige Atmung, dass ihr Körper für die Energiegewinnung ausreichend mit Sauerstoff versorgt wird. Muskeln und alle inneren Organe werden dabei zu jeder Zeit gut versorgt. Kann sie sich bei ihren sportlichen Bewegungen noch mühelos unterhalten, ist im aeroben Bereich Training möglich.

Bei allen aeroben Bewegungen stehen in der Regel bereits nach vier Minuten Sauerstoffbedarf und Sauerstoffangebot im Gleichgewicht. Dieser Zustand wird in der Trainingswissenschaft als **Steady State** bezeichnet. Voraussetzung zur Erreichung dieses Gleichgewichts ist, dass die Belastung im submaximalen Bereich liegt, die Sauerstoffaufnahme 60-80 % des Maximalwerts beträgt, die Fortbewegungsgeschwindigkeit niedrig ist und die Belastung mindestens 12 Minuten andauert.

In der Schwangerschaft geeignete Sportarten

- Walking
- Rad fahren
- Skilanglauf
- Low-Impact-Aerobic und Step-Aerobic
- Aquajogging und Aquastep
- Schwimmen
- Wassergymnastik
- Moderates Muskeltraining

Da zu einem gesunden Fitnesstraining die Einheit von Körper und Geist wichtig ist, gehört neben der körperlichen Fitness auch unbedingt die seelische Entspannung dazu.

Zur Entspannung geeignet sind

- Atem-, Musik- und Bildentspannung
- Tai-Chi, Qigong, Yoga – bei Auswahl richtiger Übungen
- Autogenes Training
- Meditation

Um das Wohl für Mutter und Fetus zu gewährleisten, gibt es Sportarten, die während einer Schwangerschaft nicht zu empfehlen bzw. verboten sind. Dazu zählen alle anaeroben Sportarten, Bewegungen mit vielen schnellen, ruckartigen Positionswechseln (azyklisch) und Sportarten, die ein hohes Verletzungsrisiko beinhalten.

Was bedeutet anaerob?

Anaerob heißt „ohne Zufuhr von Sauerstoff". Die Verbrennung von Kohlenhydraten, überwiegend Glukose, findet grundsätzlich bei allen sehr intensiven und zeitlich stark begrenzten Bewegungen statt. ATP und KP (Adenosintri- und Kreatinphosphat) setzen für die ersten 10 Sekunden eine sehr große Energiemenge frei (Starterenergie). Für Bewegungen von 60-90 s (200-m-Sprints) wird Muskelglykogen verbrannt. Diese Art der Energieverbrennung wird *Glykolyse* genannt. Das Endprodukt ist *Laktat*, eine Säure, die im Körper nicht weiterverarbeitet werden kann und den Sportler letztendlich zum Abbruch der Bewegung zwingt. Bei der anaeroben Verbrennung geht der Körper immer eine Sauerstoffschuld ein, sodass die Herz-Kreislauf- und Atmungskapazität reduziert ist. Ihre Atmung wird schneller, flacher und unvollständig. Sie erfahren das Gefühl der Atemnot, können kaum noch reden und Ihre Gesichtsfarbe ist sehr rot. Je nach Intensität, ist die Sauerstoffschuld erst nach Minuten bis Stunden (48 Stunden) komplett ausgeglichen.

Sportarten, die während der Schwangerschaft nicht ausgeübt werden sollten:

Anaerobe Sportarten

- Leichtathletische Disziplinen: Sprint, Weit- und Hochsprung, Wurfbewegungen
- Gerätturnen
- Gewichtheben
- Schnorcheln und Tauchen

Azyklische Sportarten, die schnelle Richtungswechsel erfordern

- Squash, Badminton, Tennis
- Rhythmische Sportgymnastik, Jazzdance, Ballett
- Fechten

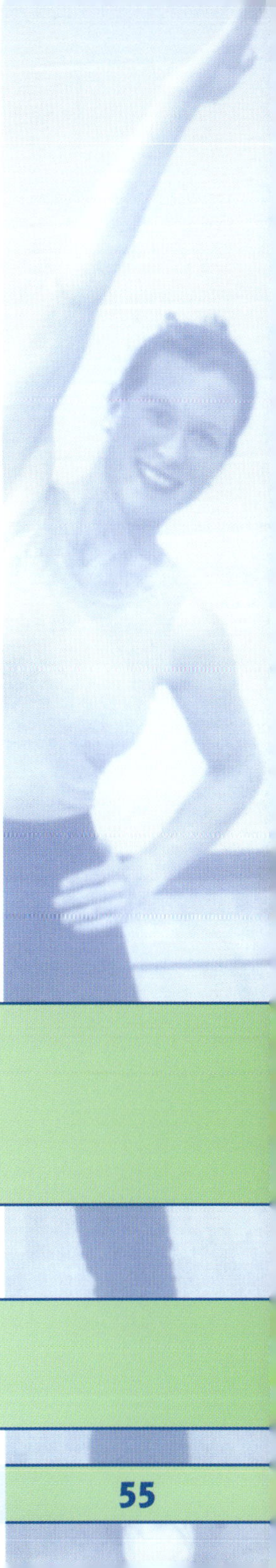

Sportarten mit hohem Verletzungsrisiko

- Kampfsportarten (Boxen, Judo, Karate, Tae-Bo)
- Mannschaftssportarten (Volleyball, Handball, Basketball, Fußball, Hockey)
- Abfahrtsski, insbesondere Buckelpisten und Skispringen
- Wasserski und Turmspringen
- Eiskunstlauf/Eis laufen
- Windsurfing und Wellenreiten
- Sportliches Jollensegeln, insbesondere ins Trapez gehen
- Trampolinspringen
- Fallschirmspringen und Paragliden
- Klettern
- Reiten, insbesondere Springreiten und Jagdritte

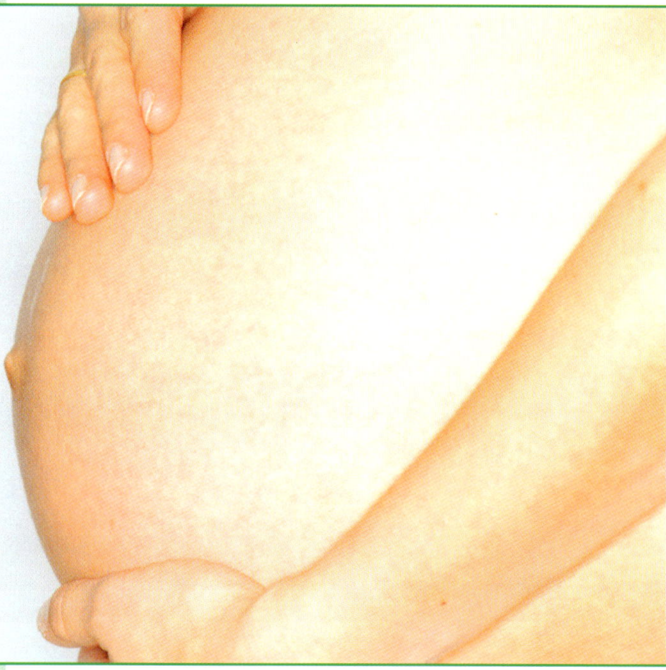

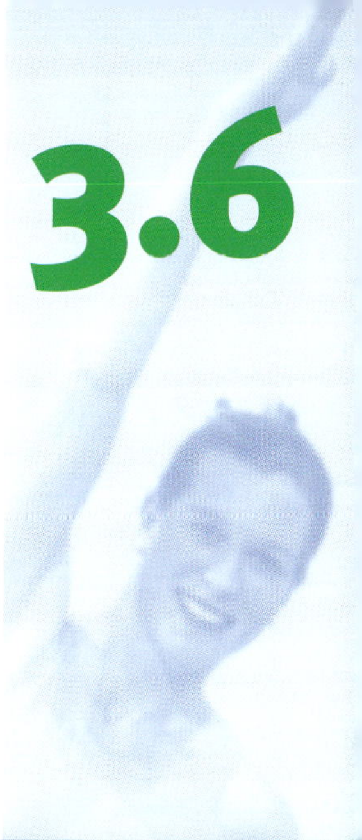

3.6

Trainingsgrundlagen und Tipps für ein gesundes Fitnesstraining während der Schwangerschaft

Damit Sie sich und vor allem auch Ihr Fetus vom ersten Schwangerschaftsmonat an wohl fühlen, sollten Sie ein gesundheits- und nicht leistungsorientiertes Training durchführen.

Beachten Sie folgende Trainingstipps:

- Tragen Sie Kleidung, die atmet und luftdurchlässig ist, einen gut sitzenden Sport-BH und bequemes Schuhwerk, das Ihren Füßen und Gelenken guten Halt gibt.
- Trainieren Sie nicht bei starker Hitze und während der Mittagssonne.
- Trinken Sie vor, während und nach dem Training ausreichend kalorienarme Flüssigkeit. Trainieren Sie nicht zu intensiv und überhitzen Sie Ihren Körper nicht.
- Betreiben Sie ausschließlich aerobe, zyklische Sportarten mit geringem Verletzungsrisiko.
- Trainieren Sie regelmäßig 2-4 x pro Woche.
- Der Umfang Ihrer sportlichen Aktivität sollte ununterbrochen maximal 45 Minuten (Fitnessanfängerinnen) und 70 Minuten (Fortgeschrittene) pro Tag betragen.
- Nehmen Sie sich ausreichend Zeit, um sich vor dem Training 10 Minuten aufzuwärmen und nach dem Training 10 Minuten abzukühlen.
- Dehnen Sie Ihre Muskeln beim Cool down nicht zu intensiv.

- Ihr Training sollte moderat und leicht sein. Überfordern Sie sich jetzt nicht und nehmen Sie an keinem Wettkampf teil.
- Legen Sie während des Trainings öfters kleine Erholungspausen ein und messen Sie Ihren Puls als Trainingskontrolle.
- Trainieren Sie nicht zu intensiv. Ihre maximale Trainingsherzfrequenz sollte 120-140 Schläge/Minute nicht überschreiten. Berechnen Sie Ihre individuelle Trainingsherzfrequenz anhand Tab. 6 (s. S. 66).
- Bewerten Sie Ihre Belastung nicht nur nach der Trainingsherzfrequenz, sondern auch nach Ihrer subjektiven Einschätzung anhand der BORG-Skala, Tab. 7 (s. S. 68).
- Atmen Sie bei allen Bewegungen gleichmäßig und ruhig, halten Sie nicht die Luft an. Pressen Sie nicht die Luft gegen den verschlossenen Mund und die Nase.
- Passen Sie Ihr Fitnesstraining und die Übungsauswahl an die unterschiedliche Belastbarkeit in den verschiedenen Schwangerschaftsmonaten an.
- Vermeiden Sie ab dem vierten Monat die Rückenlage.
- Wenn Sie vor der Schwangerschaft bereits Fitnesstraining an Maschinen praktiziert haben, können Sie dies unter der Voraussetzung weiterführen, dass Sie die Gewichte um 50 % reduzieren, keine Freihanteln benutzen und nicht über Kopf arbeiten.
- Ab dem siebten Schwangerschaftsmonat sollten Sie auf Gerätetraining verzichten und sich eine Alternative suchen (Kap. 4 und 5).
- Wechseln Sie zu einer anderen Sportart, wenn Sie in der ausgeübten Probleme bekommen.
- Beenden Sie sofort Ihr Training, sobald Sie irgendeine Form von Schmerzen wahrnehmen und Sie sich nicht wohl fühlen.

Hinweise zum Aufbau Ihres Fitnesstrainings

Beginnen Sie Ihr Fitnesstraining stets mit einem 5-10-minütigen Aufwärmen (Warm-up). Danach folgt der Hauptteil, entweder Herz-Kreislauf- (Kardio-) oder Kraftausdauertraining (Muskel-). Beenden Sie Ihr Training mit einem 5-10-minütigen Abkühlen (Cool down).

Warm-up

Ziele:

- Aktivierung des Herz-Kreislauf-Systems.
- Einstimmung der Muskeltätigkeit und des Muskelstoffwechsels.
- Einstellung neuronaler Steuerungsprozesse.
- Verbesserung der koordinativen Fähigkeiten.

Kardio-/Muskeltraining

Ziele:

- Aufrechterhaltung der körperlichen Leistungsfähigkeit.
- Optimierung des Herz-Kreislauf-Systems.
- Verbesserung des muskulären Zusammenspiels.
- Kräftigung spezieller Muskelgruppen.

Cool down

Ziele:

- Regulation des Herz-Kreislauf-Systems, Vermeidung eines plötzlichen Abfalls des arteriellen Blutdrucks, Puls langsam auf Ausgangsniveau zurückführen.
- Dehnung der beanspruchten Muskelgruppen.
- Entspannung.

Tab. 4: Empfehlung für einen wöchentlichen pränatalen Trainingsplan

Wochentage	A: Anfängerinnen 1. Trimenon	F: Fortgeschrittene 2. Trimenon	3. Trimenon
Montag und Mittwoch, Muskeltraining (Kap. 5)	A: 15-25 min F: 40-50 min	A: 30-40 min F: 50-60 min	A: 20-30 min F: 30-40 min
Dienstag und/ od. Donnerstag Kardiotraining (Kap. 4)	A: 15-20 min F: 40-60 min	A: 25-30 min F: 45-70 min	A: 10-15 min F: 20-30 min
Sonntag (Kap. 6)	Atem- und Entspannungsübungen, nach Belieben	Atem- und Entspannungsübungen, 2 x 15 min	Atem- und Entspannungsübungen, (ab 8. Monat täglich 20 min)

Tab. 5: Empfehlung für einen wöchentlichen postnatalen Trainingsplan (nach der Entbindung)

Führen Sie Ihr Entspannungstraining nach Ihrem Bedarf aus.

Wochentage	**A: Anfängerinnen 1-2. Monat**	**F: Fortgeschrittene 3. Monat**	**Ab 4. Monat**
Montag und Mittwoch, Muskeltraining (Kap. 7)	A: 10-15 min F: 15-20 min	A: 20-30 min F: 30-40 min	A: 40-50 min F: 50-60 min
Dienstag und Donnerstag, Kardiotraining (Kap. 4)	Kein Kardiotraining	A: 12-20 min F: 20-30 min Walking, Rad fahren, Aquafitness	A: 20-40 min F: mindestens 40 min bis beliebig viel, je nach Interesse

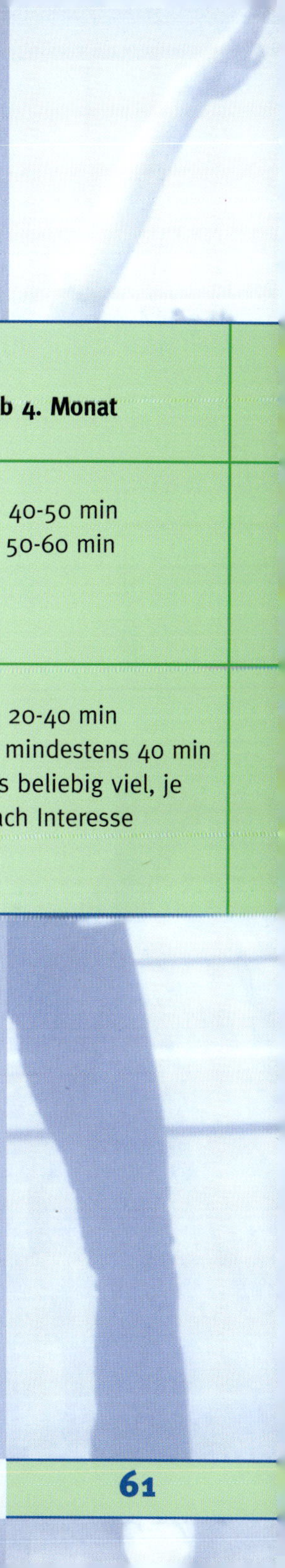

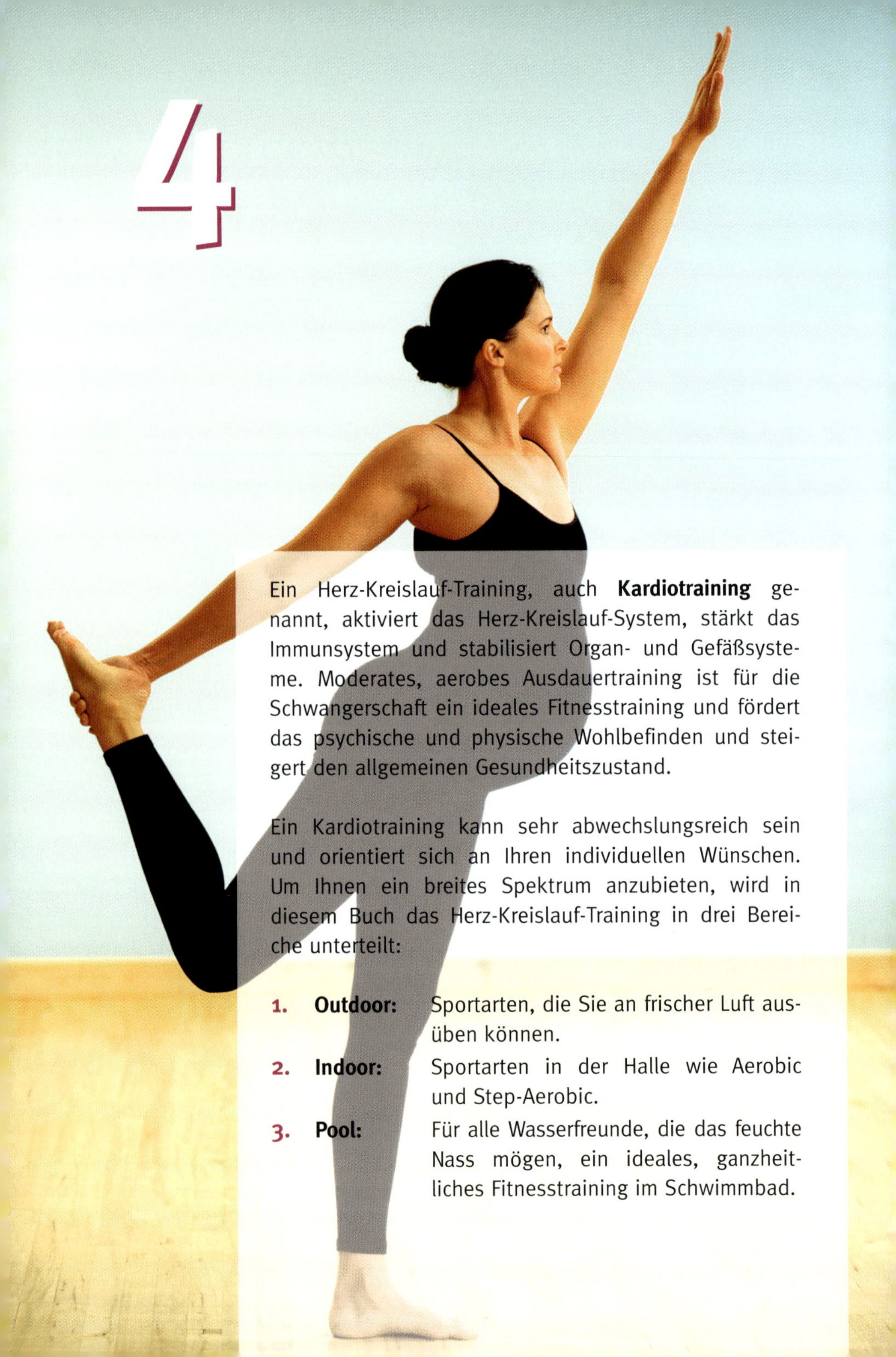

4

Ein Herz-Kreislauf-Training, auch **Kardiotraining** genannt, aktiviert das Herz-Kreislauf-System, stärkt das Immunsystem und stabilisiert Organ- und Gefäßsysteme. Moderates, aerobes Ausdauertraining ist für die Schwangerschaft ein ideales Fitnesstraining und fördert das psychische und physische Wohlbefinden und steigert den allgemeinen Gesundheitszustand.

Ein Kardiotraining kann sehr abwechslungsreich sein und orientiert sich an Ihren individuellen Wünschen. Um Ihnen ein breites Spektrum anzubieten, wird in diesem Buch das Herz-Kreislauf-Training in drei Bereiche unterteilt:

1. **Outdoor:** Sportarten, die Sie an frischer Luft ausüben können.
2. **Indoor:** Sportarten in der Halle wie Aerobic und Step-Aerobic.
3. **Pool:** Für alle Wasserfreunde, die das feuchte Nass mögen, ein ideales, ganzheitliches Fitnesstraining im Schwimmbad.

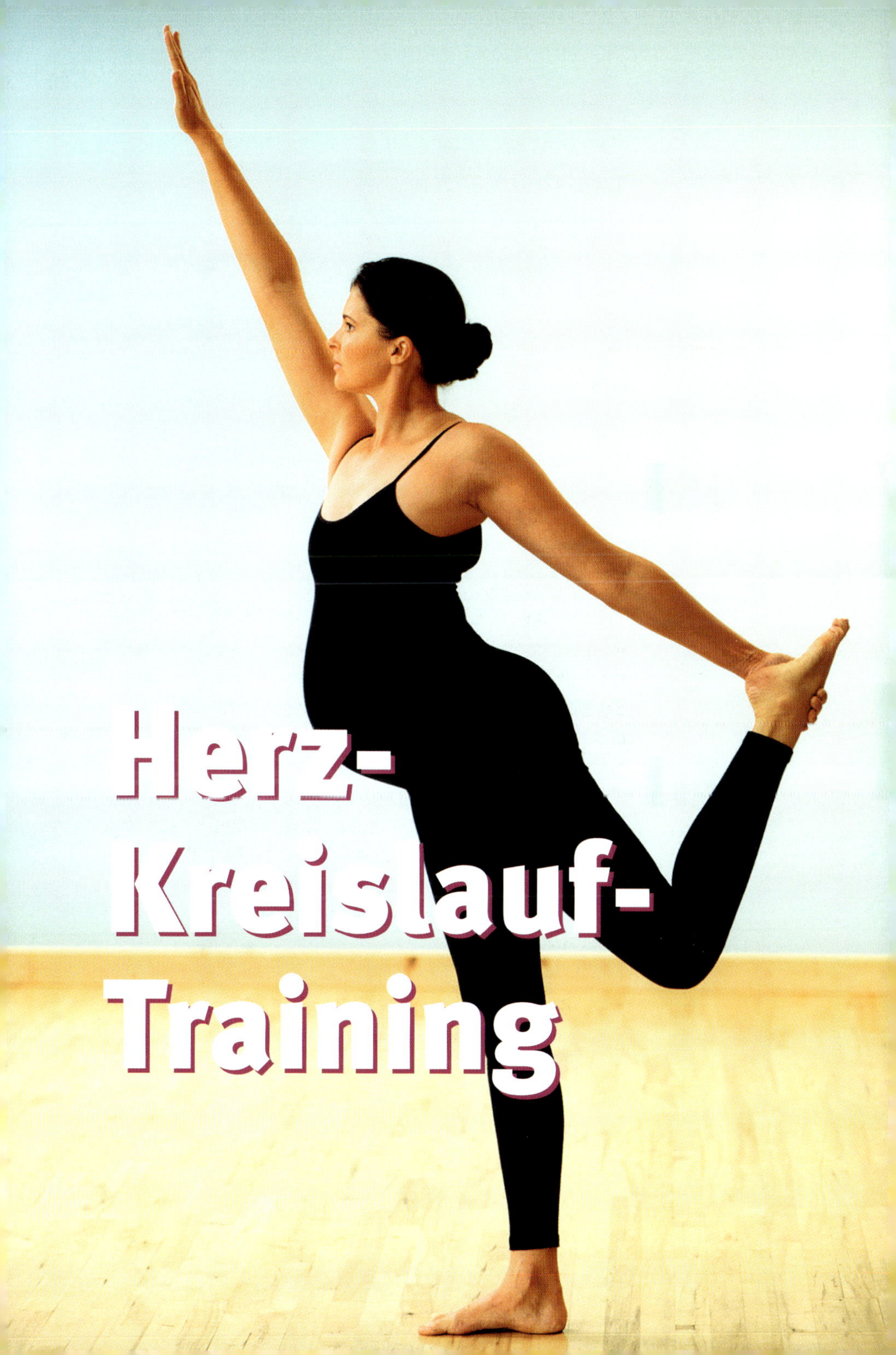

Herz-Kreislauf-Training

Grundsätzlich müssen für ein aerobes Ausdauertraining folgende Voraussetzungen erfüllt werden:

- Mindestens ein Sechstel der gesamten Skelettmuskulatur muss an der Bewegung beteiligt sein (entspricht der Aktivität von zwei Beinen).
- Die Bewegung muss dynamisch und zyklisch (gleichmäßiger Bewegungsablauf) sein.
- Die Aktivität muss mindestens 12 Minuten ununterbrochen durchgeführt werden.
- Die für die Verbrennung notwendige Energie muss immer unter ausreichender Zufuhr von Sauerstoff erfolgen, es darf keine Sauerstoffschuld eingegangen werden.
- Die aerob-anaerobe Schwelle (Grenze, an der der Körper von der aeroben, mit Sauerstoff, zur anaeroben, ohne Zufuhr von Sauerstoff, Verbrennung wechselt) darf nicht überschritten werden. Daher darf der Puls einer schwangeren Frau bei den Bewegungen nicht höher als maximal 120-140 Schläge/Minute ansteigen.

Beispiele für gesunde und gelenkschonende Ausdauersportarten sind Walking, Rad fahren, Low-Impact-Aerobic, Aquajogging, Aquastep und Schwimmen.

Ziele des Kardiotrainings

- **Stabilisierung bzw. Förderung der Herz-Kreislauf-Aktivität:**

  Mit zunehmendem Trainingseffekt arbeitet das Herz ökonomischer, d. h., es kann die gleiche Art von Arbeit mit weniger Sauerstoffbedarf abdecken.

- **Begünstigung des oxidativen Stoffwechsels:**
  Nach Belastung wird Laktat (Milchsäure im Blut) schneller wieder abgebaut.

- **Schutzwirkung gegenüber Arteriosklerose:**
  Regulation des Blutdrucks. Der Wert des HDL-Cholesterins steigt, LDL-Cholesterin sinkt.

- **Reduziertes Thromboserisiko:**
  Die Thrombozytenaggregation sinkt, das Blut bleibt dünnflüssiger und verklumpt nicht so schnell.

Damit das Ausdauertraining positive Effekte auf das Herz-Kreislauf-System ausüben kann, sollte in der Woche 2-4 x mindestens 12 Minuten trainiert werden. Ideal ist ein Training an frischer Luft.

Der „Talktest“ bietet eine gute Möglichkeit, während des Trainings die Intensität zu bemessen. Wenn Sie sich bei Ihren Aktivitäten noch gut unterhalten können, wird Ihr Körper ausreichend mit Sauerstoff versorgt und die Belastungsintensität ist richtig.

Eine objektivere Einschätzung Ihrer Belastung erhalten Sie durch das Pulsmessen. Entsprechend den Trainingsempfehlungen sollten Sie darauf achten, dass Ihr Trainingspuls nicht höher als maximal 120-140 Schläge/Minute ist.

Auf Grund der speziellen Druckverhältnisse im Wasser beträgt der Trainingspuls für Aquafitness 10-15 Schläge weniger, also ca. 110 Schläge/Minute. Dies sind allgemeine Richtwerte. Sie sollten aber unbedingt Ihren individuellen Trainingspuls nach dem folgenden Beispiel anhand Tab. 6 errechnen.

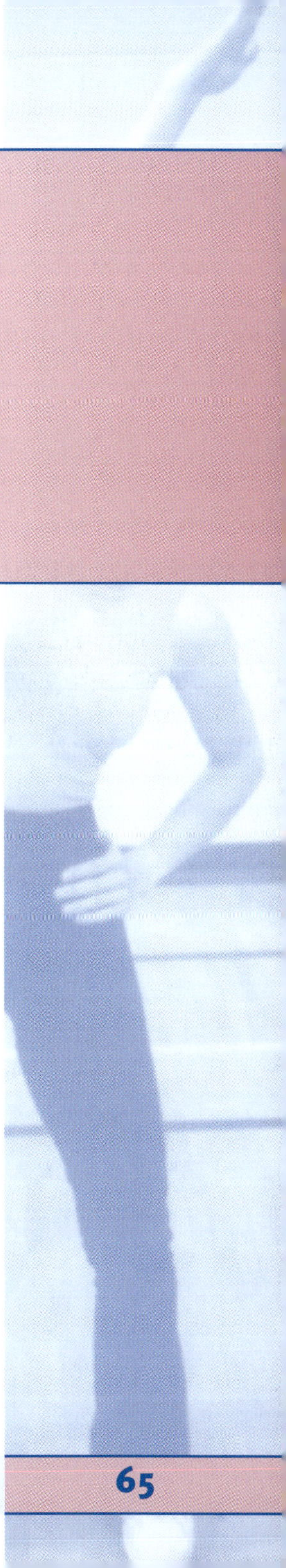

Beachten Sie, dass während der Schwangerschaft der Ruhepuls um ca. 10-20 Schläge/Minute erhöht ist.

Tab. 6: Berechnung der individuellen Trainingsherzfrequenz nach der Karvonen-Formel (AFAA)

1. **Ermittlung der Ruheherzfrequenz (RHR, Resting Heart Rate):** Bevor Sie morgens aufstehen, messen Sie 15 Sekunden Ihren Puls am Handgelenk oder an der Halsschlagader und multiplizieren dies mit 4.
2. **Ermittlung der individuellen maximalen Herzfrequenz: (MHR, Maximum Heart Rate):** 220 minus Lebensalter in Jahren.
3. **Ermittlung der Herzschlagreserve (HRR, Heart Rate Reserve):** Individuelle maximale Herzfrequenz minus Ruheherzfrequenz.
4. **Trainingsintensität:** Richtwerte: Fitnessanfängerinnen trainieren mit 40-50 % ihrer maximalen Leistungsfähigkeit, Fortgeschrittene mit 50-55 %.
5. **Ermittlung der individuellen Trainingsherzfrequenz:** Individuelle maximale Herzfrequenz (2) minus Ruheherzfrequenz (1), dies multipliziert mit Trainingsintensität (4) plus Ruheherzfrequenz (1).

Karvonen-Formel für die Berechnung der individuellen Trainingsherzfrequenz:

(MHR – RHR) x % Intensität + RHR

Beispiel:
Eine 30-jährige Frau trainiert seit einem Jahr wöchentlich 3-5 Stunden und ist im zweiten Monat schwanger (Fitnesstraining für Fortgeschrittene).

1. Ruheherzfrequenz: 18 x 4 = 72 Schläge/Minute
2. Maximale Herzfrequenz: 220 – LA = 220 – 30 = 190
3. Herzschlagreserve: 190 – 72 = 118
4. Trainingsintensität: 55 %
5. Individuelle Trainingsherzfrequenz: 118 x 55 % = 118 x 0,55 = 64,9
   64,9 + 72 = 136,9

Die individuelle Trainingsherzfrequenz beträgt 136 Schläge/Minute und sollte nicht überschritten werden.

Beachten Sie, dass im Wasser auf Grund der anderen Druckverhältnisse Ihr errechneter Trainingspuls um 10-15 Schläge reduziert werden muss!

Die Trainingsherzfrequenz hilft, die Intensität eines Trainings richtig zu steuern. Der Erholungspuls gibt Auskunft darüber, wie schnell sich der Körper von einer Belastung erholt und zeigt Ihre tatsächliche Ausdauerleistungsfähigkeit. Der Erholungspuls wird drei Minuten nach dem Ende der höchsten Trainingsbelastung gemessen und sollte ca. 20-25 % unter dem Wert der Trainingsherzfrequenz liegen. Beispiel: Trainingsherzfrequenz: 136 Schläge/min, Puls nach höchster Belastung, z. B. nach 20 min Walken, 135 Schläge/min, Erholungspuls sollte bei 101 Schlägen/min oder kleiner sein. Liegt Ihr Erholungspuls über diesem Wert, sollten Sie sich mit langsamem Gehen

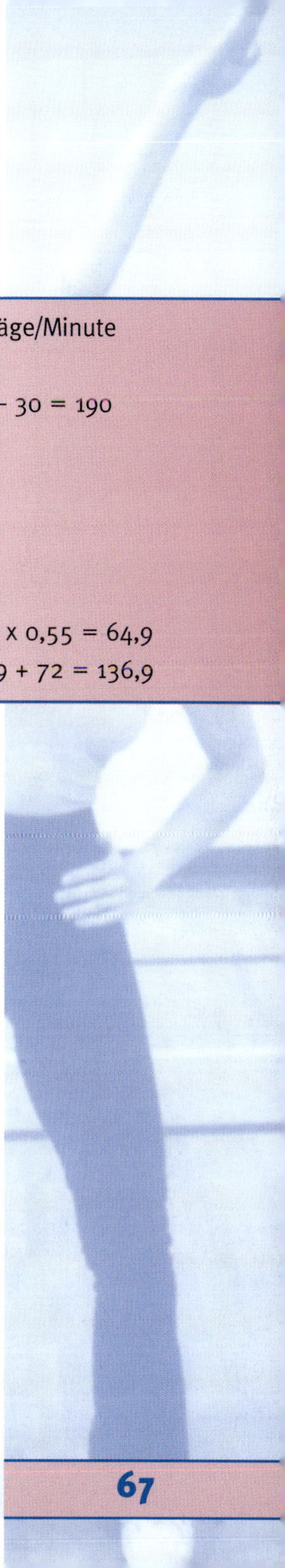

und leichter Gymnastik so lange abkühlen, bis dass der Puls angemessen gesunken ist.

Tab. 7: Borg-Skala (oder auch RPE-Rating of Perceived Exertion Scale, ACOG)

Wie empfinde ich die Belastung?	**Bewertung**
Sehr, sehr leicht	6
	7
Sehr leicht	8
	9
Leicht	10
	11
Etwas anstrengend	**12**
	13
Anstrengend	14
	15
Sehr anstrengend	16
	17
	18
Sehr, sehr anstrengend	19
	20

Für ein gesundheitsorientiertes und moderates Fitnesstraining sollte Ihre Belastung im subjektiven Belastungsbereich zwischen 12 und 13 RPE liegen.

Auf Grund der physiologischen Veränderungsprozesse des Herz-Kreislauf-Systems in einer Schwangerschaft ist die subjektive Einschätzung der Trainingsbelastung anhand der Borg-Skala aussagekräftiger als das Ergebnis der rechnerischen Grenze.

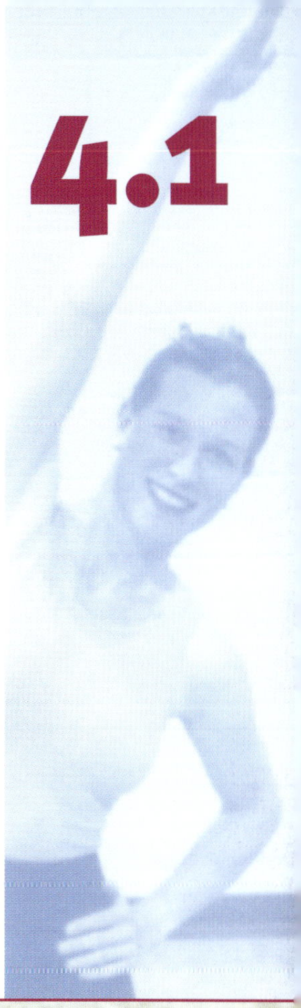

Outdoor: Walking, Jogging, Radfahren

4.1

Diese drei Sportarten werden zunehmend populärer. Der Vorteil ist, dass sie mit geringen Kosten verbunden sind und mit sehr wenig Aufwand ausgeübt werden können.

Walking

Walking erfreut sich zunehmender Beliebtheit. Der große Vorteil von Walking ist, dass es, richtig ausgeübt, ein sehr effektives Herz-Kreislauf-Training ist, ohne Gelenküberlastung (besonders wichtiger Aspekt für Personen mit erhöhtem Gewicht) und ohne jegliches Risiko. Die Koordination der Bewegung ist einfach, unkompliziert und natürlich, sodass keinerlei sportliche Vorerfahrungen nötig sind. Alles, was Sie benötigen, ist ein Paar bequeme Schuhe. Besonders für die Schwangerschaft ist Walking neben Aquafitness das effektivste und gesündeste Ausdauertraining.

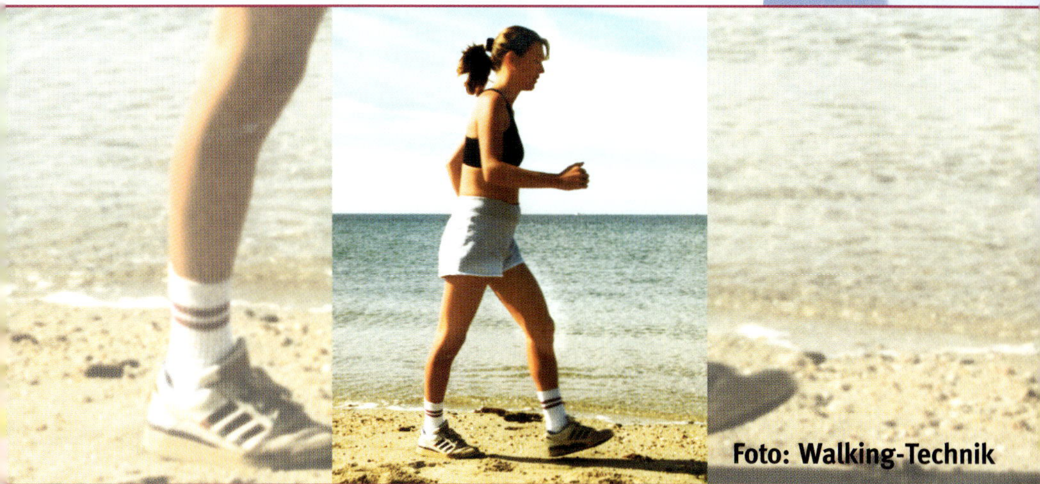

Foto: Walking-Technik

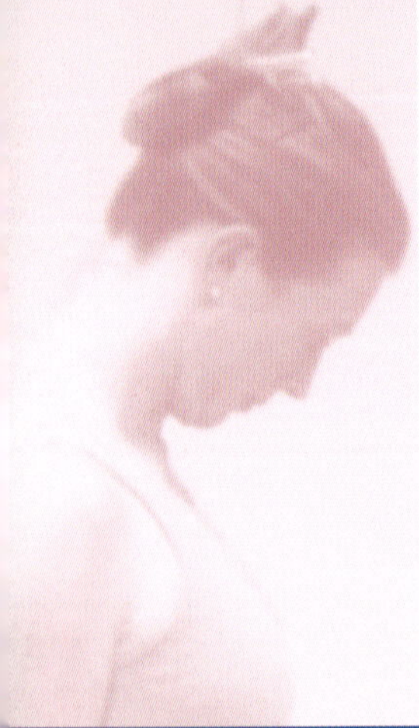

Achten Sie beim Walking auf die richtige Technik.

Halten Sie Körperspannung. Neigen Sie den Oberkörper ein wenig nach vorne, die Bauchmuskulatur ist leicht angespannt. Die Arme sind im Ellbogengelenk 90° angewinkelt, die Hand ist zu einer lockeren Faust geschlossen. Schwingen Sie die Arme entgegengesetzt zu den Beinen neben dem Körper seitlich vor und zurück. Setzen Sie zuerst die Ferse auf, rollen Sie über den kompletten Fuß ab und drücken Sie sich dann vom Fußballen ab. Bevorzugen Sie kleine Schritte mit einer hohen Frequenz. Halten Sie Hüfte und Becken ruhig.

Häufigste Fehler:

- Kein Armeinsatz. Die Arme hängen seitlich neben dem Körper herunter.
- Unterarme und Hände werden vor den Körper gezogen.
- Die Schultern sind angespannt, die Hände zu fest zusammengedrückt.
- Zu große Schritte.
- Knie und Hüfte werden durchgestreckt („Sportgeher-Technik").
- Das Walking-Tempo wird nicht erreicht. Finden Sie das richtige Maß zwischen ganz schnell und zu langsam.

Trainingsempfehlung:

- 1.-3. Trimenon und ab dritter postnataler Woche.
- Besonders im 1. Trimenon hilft moderate Bewegung an frischer Luft gegen Übel- und Müdigkeit.
- Als Fitnessanfängerin beginnen Sie mit 12 Minuten. Orientieren Sie sich danach an Tab. 4 (s. S. 60).
- Als Variation können Sie entweder 12 Minuten ununterbrochen gemäßigt gehen (Dauermethode) oder ein extensives Intervalltraining betreiben;
  Bsp: 3 x 4 min gehen mit einer Minute Pause.

- Kontrollieren Sie zwischendurch Ihren Puls und vergleichen Sie dies mit Ihrer subjektiven Einschätzung anhand der BORG-Skala, Tab. 7 (s. S. 68).
- Dehnen Sie vor- und nachher die fürs Walking wichtigen Muskelgruppen mit den Übungen Nr. 15-17 und 20/21 (s. S. 97-98 und S. 100).

Jogging

Jogging ist der Klassiker unter den Ausdauersportarten. Allerdings ist Joggen in der Schwangerschaft auf Grund der hohen Gelenkbelastung und der springenden Bewegung nur mit Einschränkung zu empfehlen. Fitnessanfängerinnen sollten ganz auf das Joggen verzichten. Erfahrenen Läuferinnen wird empfohlen, im 1. Trimenon Trainingsumfang und Intensität einzuschränken, da die ersten Monate der Schwangerschaft eine sehr sensible Phase sind. Spätestens im 3. Trimenon sollte Jogging völlig eingestellt werden, da einerseits die Gewichtszunahme unnötig Gelenke und Bänder belastet, andererseits die Atmung flacher und unvollständiger wird. Eine Frau, die vor der Schwangerschaft gewohnt war, mit einem Durchschnittstempo von 4 min/km zu laufen, sollte jetzt nur noch mit einem Tempo von 6 min/km laufen. Tragen Sie auf jeden Fall sehr gute Laufschuhe mit Puffersystem im Vorfuß- und Fersenbereich.

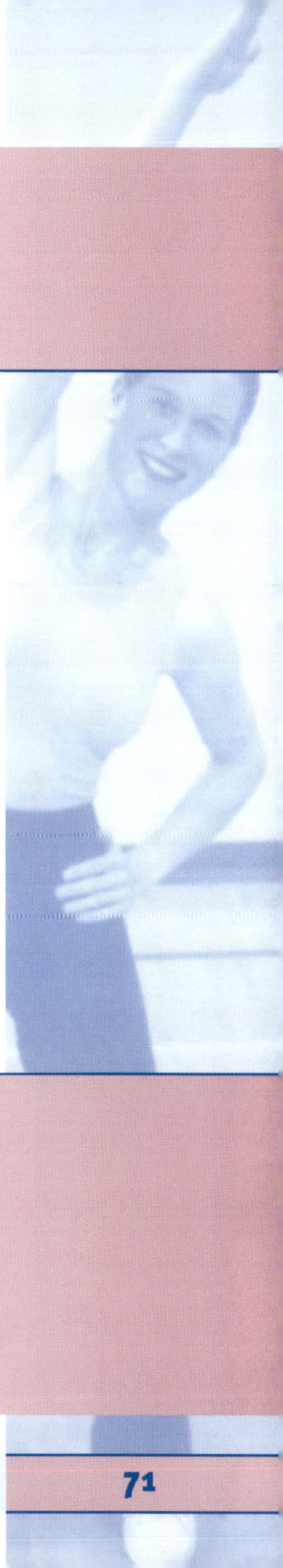

Trainingsempfehlung:

- Nicht geeignet für Fitnessanfängerinnen.
- Empfehlenswert im 2. Trimenon nur für fortgeschrittene Läuferinnen.
- Ab 12. postnataler Woche bei natürlicher Entbindung, wenn der Beckenboden stabil ist, bei Kaiserschnitt ab 16. Woche.
- Joggen Sie langsam und kontrolliert. Orientieren Sie sich am „Talktest“.

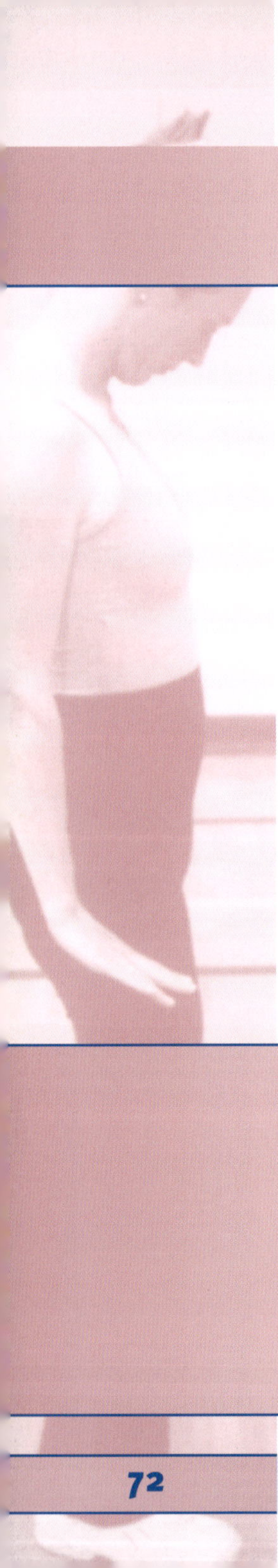

- Dehnen Sie vor- und nachher die fürs Joggen wichtigen Muskelgruppen mit den Übungen Nr. 15-17 und 20/21 (s. S. 97-98 und S. 100).

Rad fahren

Der Kraftanteil beim Radfahren ist größer als beim Jogging. Da beim Radfahren nur die Beine bewegt werden, der Armeinsatz fehlt, muss, um die gleiche Ausdauerleistung wie beim Walking oder Jogging zu erreichen, der Umfang, d. h. die Strecke, verlängert werden. Anstatt 12 min zu walken/joggen, beginnen Fitnessanfängerinnen mit 20-30 Minuten Rad fahren. Sie benötigen ein verkehrstüchtiges Fahrrad, das Ihnen einen möglichst aufrechten Sitz gestattet. Rennrad fahren belastet besonders die Nackenmuskulatur und den lumbalen Wirbelsäulenbereich.

Mit größer werdendem Bauch sollte eine vorgekauerte Sitzhaltung vermieden werden (vermeiden Sie steile Berganstiege, holpriges Gelände und stark befahrene Straßen). Um das Verletzungsrisiko eines Sturzes durch Gleichgewichtsprobleme auszuschließen, empfiehlt es sich, auf einen stationären Heimtrainer umzusteigen. Fahren Sie ohne große Kraftanstrengung, möglichst in leichten Gängen. Die Trittbewegung ist rund und flüssig.

Trainingsempfehlung:

- 1.-3. Trimenon und ab sechster postnataler Woche bei natürlicher Entbindung, bei Kaiserschnitt ab 12. Woche.
- Im postnatalen Training (nach der Entbindung) ist ab der 12. Woche, wenn die Bauch- und Rückenmuskulatur wieder voll gekräftigt ist, auch sportliches Rennradfahren möglich.
- Dehnen Sie vor- und nachher die fürs Radfahren wichtigen Muskelgruppen mit den Übungen Nr. 15-17 und 20/21, (s. S. 97-98 und S. 100).

Indoor: Aerobic, Step-Aerobic

4.2

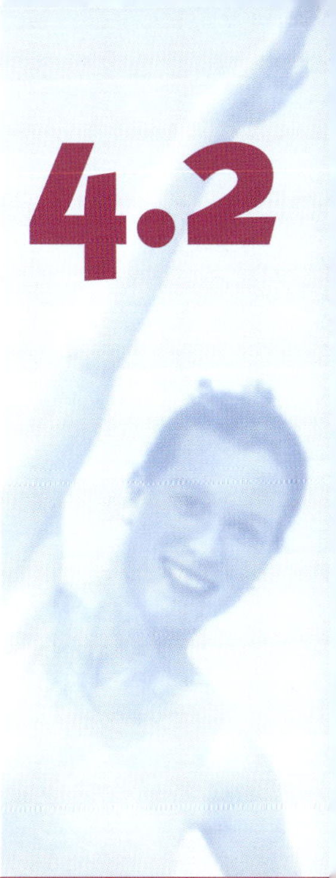

Während der Schwangerschaft sollten Sie nur Low-Impact-Varianten von Aerobic und Step-Aerobic ausüben. Vermeiden Sie springende, hüpfende oder joggende Bewegungen sowie schnelle Drehungen und häufige Richtungswechsel. Lassen Sie sich von Ihrer Übungsleiterin alle Low-Impact-Varianten zeigen! Beim Step-Aerobic sollten Sie nicht mehr als eine Stufe unter Ihren Step setzen. Verzichten Sie gegebenenfalls ganz auf eine Erhöhung. Führen Sie nicht mehr als vier Wiederholungen pro Seite aus. Die Musik nicht schneller als 120 bpm.

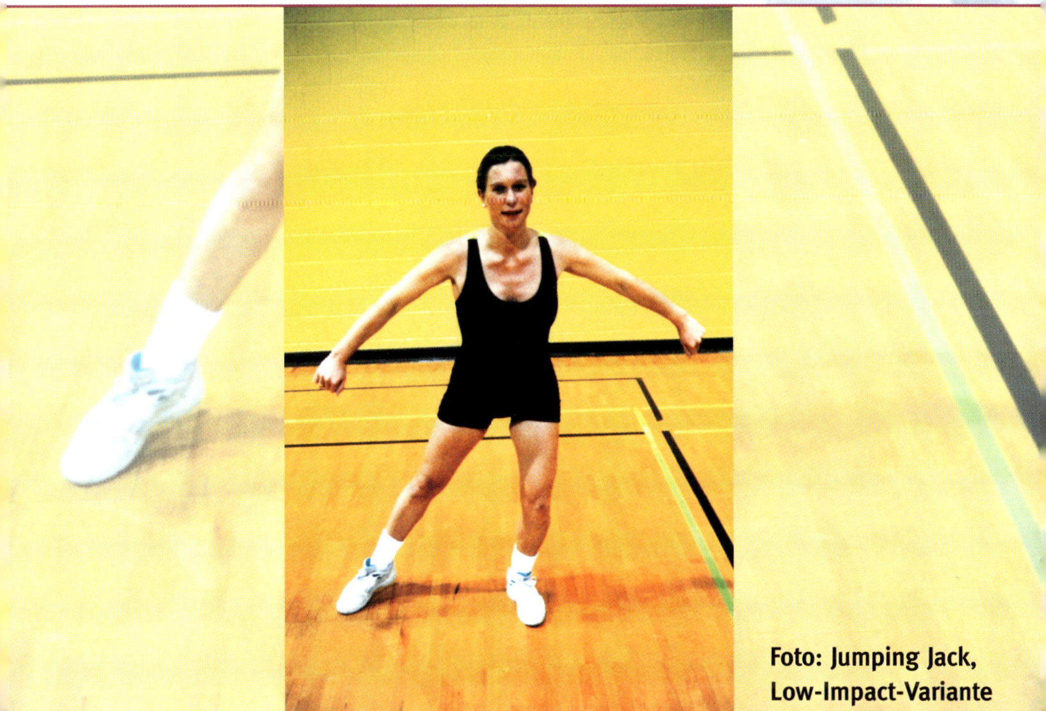

Foto: Jumping Jack, Low-Impact-Variante

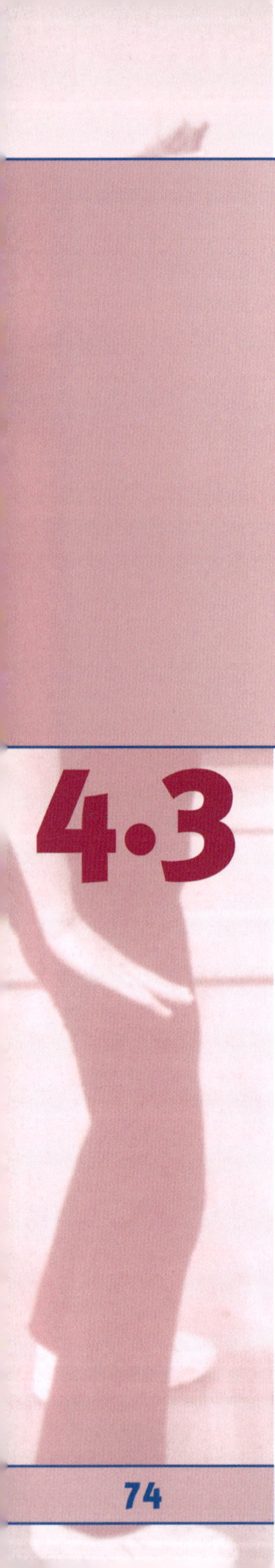

Trainingsempfehlung:

- 1.-2. Trimenon, ab dem 3. Trimenon sollten Sie auf Aerobic und Step verzichten und auf Aquastep und Aquajogging oder Walken umsteigen.
- Trainieren Sie nach dem Warm-up nicht länger als 20-40 Minuten.
- Kontrollieren Sie fünf Minuten nach Beginn der Stunde, dann alle 10 Minuten Ihren Puls.
- Legen Sie zwischendurch öfters kleine Pausen ein und trinken Sie ausreichend Wasser.
- Führen Sie alle Bewegungen nur in der Low-Impact Variante aus. Heben Sie die Knie nicht zu hoch an und verzichten Sie auf Tae-Bo-Aerobic.
- Reduzieren Sie Abwärtsbewegungen wie Lunges, Step Backs und erhöhen Sie den Anteil von Bewegungskombinationen durch den Raum.

4.3 Pool: Aquajogging, Aquastep, Schwimmen

Aquajogging, Aquastep und Schwimmen ist ein Bestandteil eines Aquafitnesstrainings, Wassergymnastik ein zweiter. Um dem klaren und systematischen Aufbau dieses Schwangerschafts-Fitnessratgebers zu folgen, werden in diesem Kapitel nur die ausdauerorientierten Bewegungsmöglichkeiten vorgestellt. Die *klassische Wassergymnastik* dient überwiegend der Muskelkräftigung und wird daher in Kap. 5.1 im Bereich „Muskeltraining“ aufgeführt. Bewegungen im Wasser sind für Ihren Körper während der gesamten Schwangerschaft das gesündeste und angenehmste Training! Durch den Auftrieb des Wassers spüren Sie Ihr Gewicht nicht und können sich fast schwerelos bewegen. Der Auftrieb des

Wassers entlastet den gesamten Stütz- und Bewegungsapparat, da es das Körpergewicht „trägt". Im schultertiefen Wasser beträgt das Körpergewicht nur ein Zehntel des Üblichen. Anstatt 70 kg wiegen Sie jetzt nur noch 7 kg. Der Auftrieb macht das Training weniger anstrengend, sodass Sie sich länger und intensiver bewegen können als an Land.

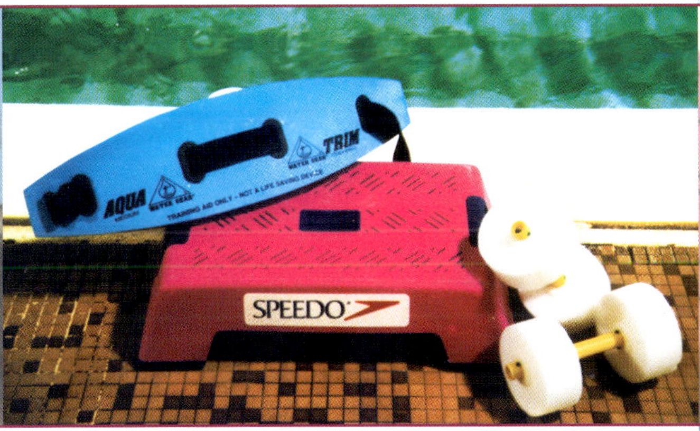

Foto: Aquafitnessausstattung

Allgemeine Trainingsempfehlungen für die Aquafitness:

- Das gesündeste und effektivste Ausdauertraining für das 1.-3. Trimenon.
- Beginnen Sie Ihr Training im Wasser mit 5-10 min Aufwärmen mit den Übungen Nr. 1-5 und beenden Sie es mit den Übungen Nr. 12-14, (s. S. 86-88 und S. 94-95).
- Bestimmen Sie Ihre Belastungsintensität nach Ihrem Wohlbefinden und mittels Ihres Trainingspulses.
- Legen Sie kleine Verschnaufpausen ein, wann immer Ihnen danach zu Mute ist. Um die Pause zu überbrücken, können Sie auch die eine oder andere Übung aus der Wassergymnastik (Kap. 5.1) einstreuen.

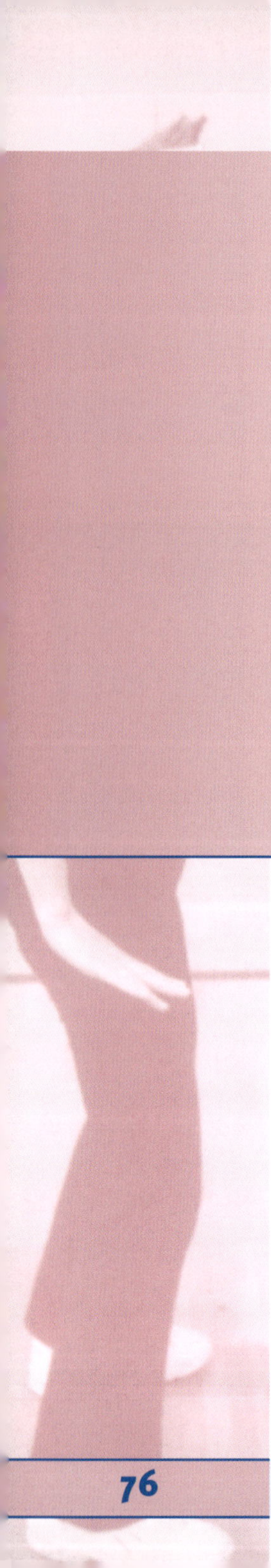

- Führen Sie nur Bewegungen aus, die für Sie angenehm sind. Vermeiden Sie schnelle Richtungswechsel, starke Verwringungen und Drehungen.
- Bleiben Sie am Rand des Beckens, um heftigen Turbulenzen in der Mitte des Beckens zu entgehen.
- Die optimale Wassertemperatur beträgt 29-30° C.
- Falls Sie im Freibad trainieren, vermeiden Sie die Mittagssonne, um einer Überhitzung vorzubeugen.
- Ist Ihr Gebärmuttermund bereits mehr als 3 cm geöffnet, sollten Sie aus hygienischen Gründen öffentliche Schwimmbäder meiden.
- Nach der Entbindung können Sie Ihr Training wieder aufnehmen, sobald Ihre Blutungen aufgehört haben.
- Benutzen Sie Wasserschlappen, um im Nassbereich nicht auszurutschen.
- Massieren Sie nach dem Duschen Ihren Körper mit einem Körperöl ein, um Haut und Gewebe weich und elastisch zu halten.

Aquajogging

Aquajogging ist das beste und effektivste Ausdauertraining für die späte Schwangerschaft! Die aufrechte Körperhaltung ermöglicht eine ideale Sauerstoffversorgung, der Einsatz der gesamten Muskulatur trainiert den kompletten Körper, die Bewegungen sind sehr gelenkschonend, wohltuend und entspannend. Ein spezieller Gurt bietet beim Jogging im Wasser Auftrieb und erleichtert das Vorwärtskommen. Die Bewegung und die Lauftechnik ist identisch mit dem Joggen an Land. Achten Sie beim Anlegen des Aquagurts auf die richtige Position.

Der Gurt sollte über dem Becken sitzen. Ziehen Sie den Gurt nicht genau über Ihren Bauch, sondern etwas höher zusammen, damit der Fetus nicht gedrückt wird. Die Schnalle muss auf dem Schaumgummi aufliegen, um nicht in den Bauch zu drücken. Wenn der Bauch größer wird, besonders in den letzten Wochen der Schwangerschaft, legen Sie den Gurt noch weiter oben an, knapp unterhalb der Brust.

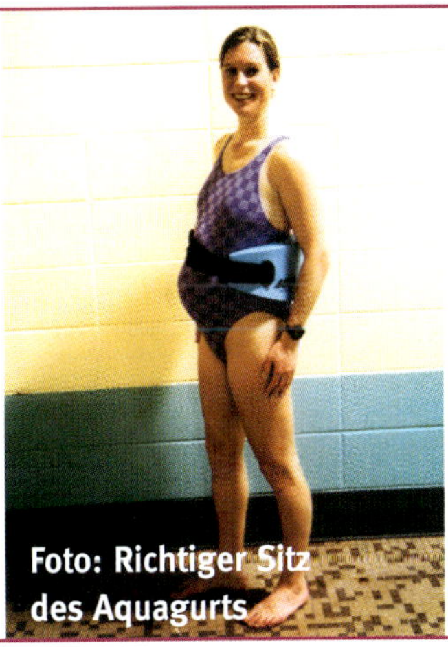

Foto: Richtiger Sitz des Aquagurts

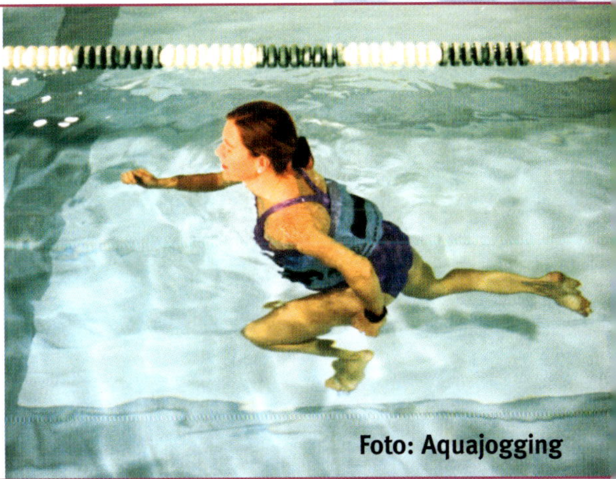

Foto: Aquajogging

Die Arme sind im Ellbogengelenk 90° angewinkelt und werden entgegengesetzt zu den Beinen vor- und zurückgeschwungen. Die Beine werden locker nach vorne geschwungen. Ziehen Sie dafür den vorderen Oberschenkel etwas nach oben, bis knapp in die Waagerechte, kicken Sie den Unterschenkel nach vorne und ziehen dann das leicht angewinkelte Bein nach hinten durch. Zählen Sie: 1 – Oberschenkel bis auf Waagerechte hochziehen, 2 – Unterschenkel nach vorne kicken, 3 und 4 – Bein nach hinten durchziehen. Die Beinbewegungen sind rund und flüssig. Der Oberkörper ist etwas nach vorne gebeugt, um die Vorwärtsbewegung zu unterstützen.

Häufigster Fehler:

- Die Beinbewegung ist nicht rund, sondern der vordere Fuß wird senkrecht nach unten getreten.
- Es fehlt die Schwungphase nach hinten.

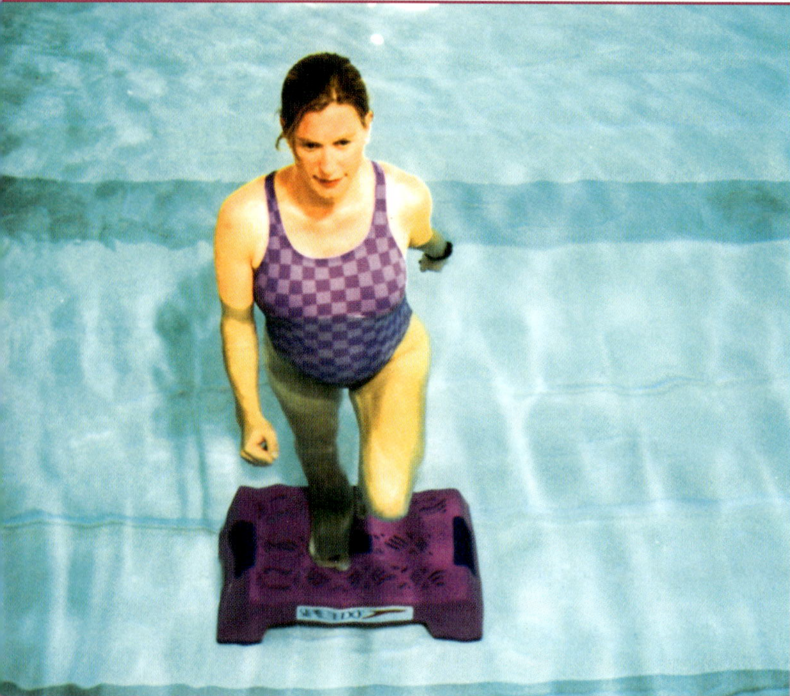

Foto: Aquastep

Die beste Alternative zum Step-Aerobic ist der Aquastep. Sie führen die gleichen Bewegungen wie beim Step-Aerobic aus, nur eben im Wasser. Im Wasser können Sie sogar springende und hüpfende Bewegungen ausführen. Für das Steptraining im Wasser gibt es spezielle Aquasteps. Verwenden Sie niemals einen normalen Step im Wasser. Stellen Sie den Aquastep im brusthohen Wasser auf. Versichern Sie sich, dass er fest am Boden steht und nicht verrutschen kann.

Schwimmen

Das Schwimmen in horizontaler Position nimmt den Druck, der auf Gebärmutter und Zwerchfell lastet und erleichtert das Atmen. Durch die flache Körperlage beim Schwimmen fließt das Blut leichter durch den Körper. Das Herz kann leichter Blut aus der Herzkammer auswerfen, da es nicht gegen die Schwerkraft arbeiten muss.

Empfehlenswert sind alle Lagen außer Delfin. Zur Entlastung beim Rückenschwimmen kann es hilfreich sein, sich ein Schwimmbrett unter den Rücken oder Kopf zu legen. Schwimmen Sie in der Lage, in der Sie sich am sichersten fühlen.

Trainingsempfehlung Schwimmen:

- Führen Sie ein Schwimmtraining nur durch, wenn Sie bereits sicher schwimmen können.
- Verzichten Sie auf Sprint- und Tauchbahnen sowie Sprünge vom Beckenrand, Block oder Meterbrett.
- Schwimmen Sie in einem ruhigen und gleichmäßigen Tempo.
- Sie können 15 min und mehr dauerschwimmen oder nach dem extensiven Intervallprinzip schwimmen. Beispiel für Anfänger: 4 x 25 m mit 30 s Pause. Wassergymnastik, dann nochmals 4 x 25 m. Beisp. für Fortgeschrittene: 4 x 100 m mit 1 min Pause, Wassergymnastik. Wiederholen Sie das Programm 3-4 x. Danach schwimmen Sie sich 50 m locker aus.
- Lockern Sie Ihr Schwimmtraining durch Wassergymnastik auf. Zum Aufwärmen führen Sie Üb. Nr. 1, 2, 4 aus, für zwischendurch Üb. Nr. 6-11, zum Cool down Üb. Nr. 12-14 (s. S. 86-95).

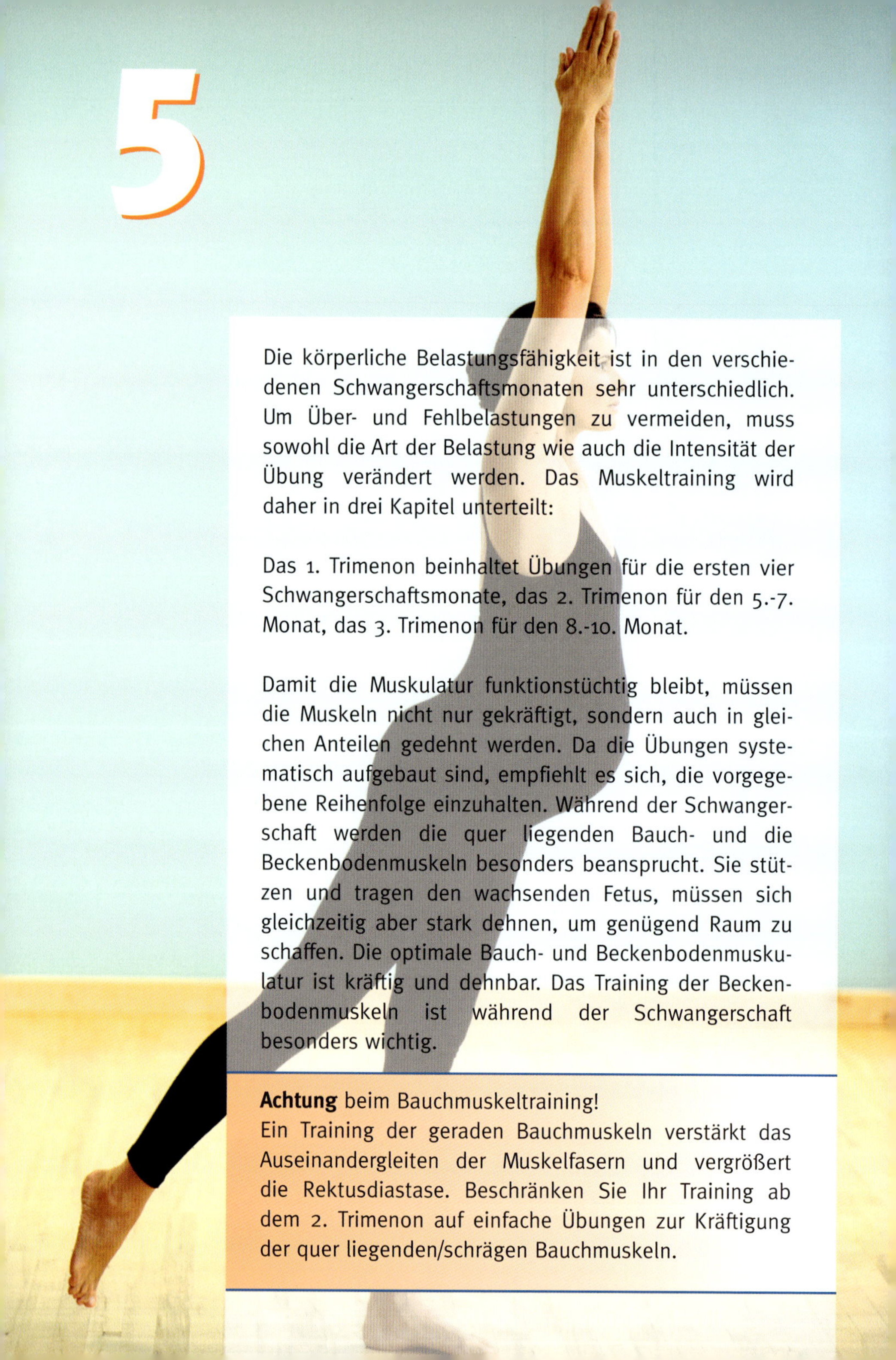

5

Die körperliche Belastungsfähigkeit ist in den verschiedenen Schwangerschaftsmonaten sehr unterschiedlich. Um Über- und Fehlbelastungen zu vermeiden, muss sowohl die Art der Belastung wie auch die Intensität der Übung verändert werden. Das Muskeltraining wird daher in drei Kapitel unterteilt:

Das 1. Trimenon beinhaltet Übungen für die ersten vier Schwangerschaftsmonate, das 2. Trimenon für den 5.-7. Monat, das 3. Trimenon für den 8.-10. Monat.

Damit die Muskulatur funktionstüchtig bleibt, müssen die Muskeln nicht nur gekräftigt, sondern auch in gleichen Anteilen gedehnt werden. Da die Übungen systematisch aufgebaut sind, empfiehlt es sich, die vorgegebene Reihenfolge einzuhalten. Während der Schwangerschaft werden die quer liegenden Bauch- und die Beckenbodenmuskeln besonders beansprucht. Sie stützen und tragen den wachsenden Fetus, müssen sich gleichzeitig aber stark dehnen, um genügend Raum zu schaffen. Die optimale Bauch- und Beckenbodenmuskulatur ist kräftig und dehnbar. Das Training der Beckenbodenmuskeln ist während der Schwangerschaft besonders wichtig.

Achtung beim Bauchmuskeltraining!
Ein Training der geraden Bauchmuskeln verstärkt das Auseinandergleiten der Muskelfasern und vergrößert die Rektusdiastase. Beschränken Sie Ihr Training ab dem 2. Trimenon auf einfache Übungen zur Kräftigung der quer liegenden/schrägen Bauchmuskeln.

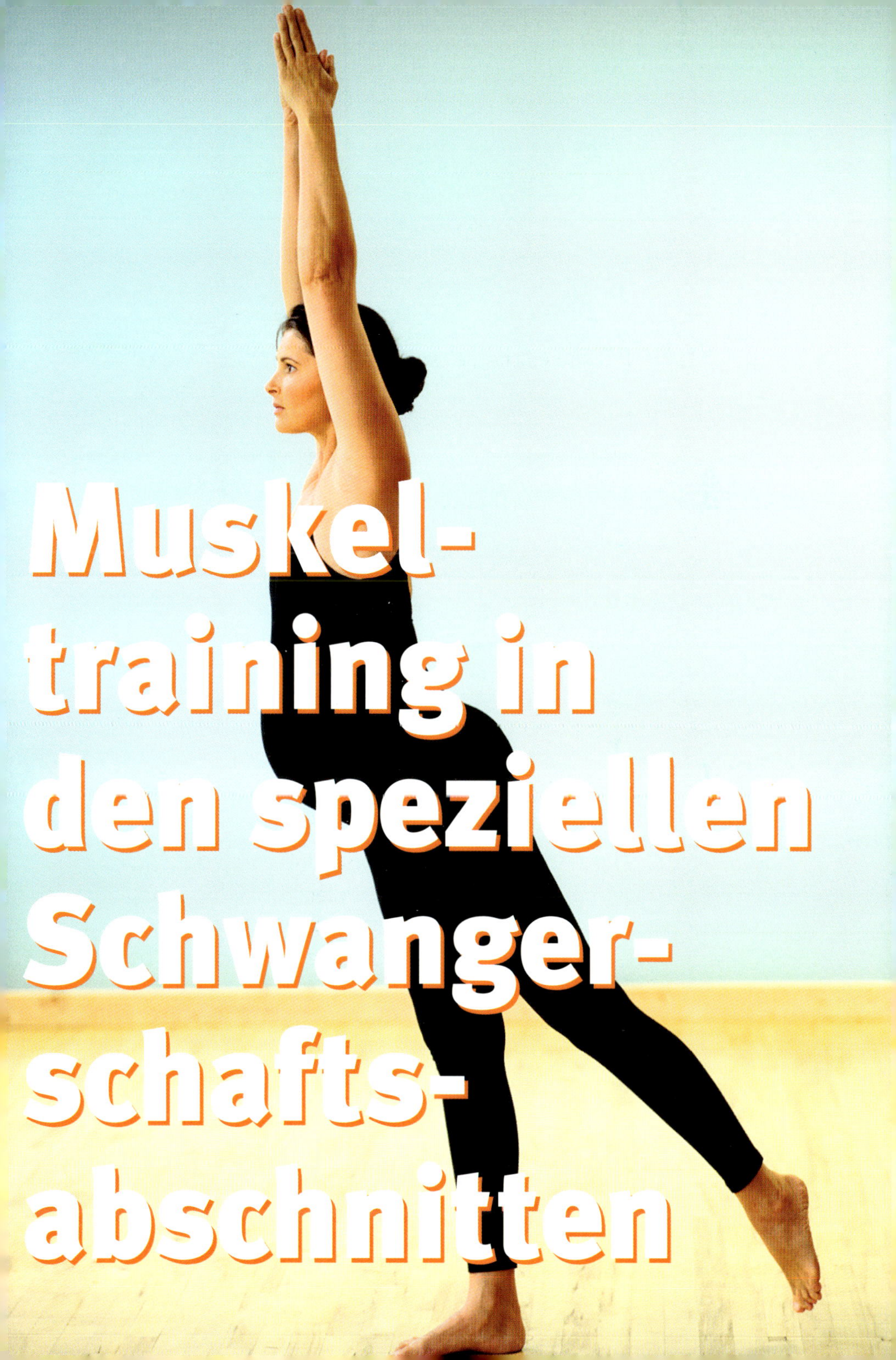

Muskeltraining in den speziellen Schwangerschaftsabschnitten

Was ist eine Rektusdiastase?

Rektusdiastase bedeutet, dass die geraden Bauchmuskeln sich öffnen und auseinandergehen. Die geraden Bauchmuskeln machen die äußerste Muskelschicht des Bauchs aus. Sie ziehen von den beiden unteren Rippenbögen bis zum Schambein nach unten und bestehen aus zwei Hälften.

Eine dünne Faserschicht trennt die Hälften voneinander. Während der Schwangerschaft werden diese beiden Hälften voneinander getrennt und mit dem wachsenden Babybauch auseinandergespalten. Die Rektusdiastase tritt bei allen Frauen ca. ab der 20. Schwangerschaftswoche auf und ist völlig normal.

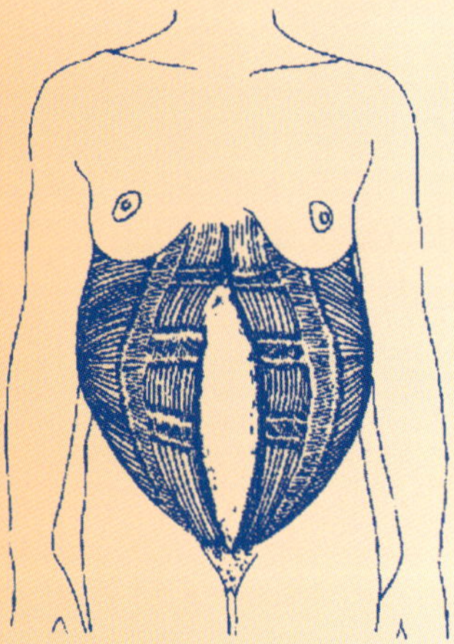

Abb. 7: Rektusdiastase (Scattergood, 1997)
Aufspaltung der geraden Bauchmuskulatur

Wie stelle ich eine Rektusdiastase fest?

Legen Sie sich auf den Rücken und stellen Sie beide Beine an. Heben Sie den Kopf etwas an und blicken Sie zu den Fußspitzen. Setzen Sie eine Hand in Höhe des Bauchnabels auf. Der kleine Finger zeigt Richtung Schambein, der Daumen zum Brustkorb. Wenn Sie einen Spalt wahrnehmen können, haben Sie eine Rektusdiastase. Meistens ist der Spalt 2-3 Finger breit. Ist der Spalt mehr als vier Finger breit, sollten Sie jegliches Bauchmuskeltraining sofort einstellen und dies mit Ihrem Arzt besprechen.

Die Beckenbodenmuskulatur ist am knöchernen Becken befestigt und besteht aus drei Schichten. Sie verläuft gitterförmig und in Schlingen von vorne nach hinten, von rechts nach links und wieder von vorne nach hinten.

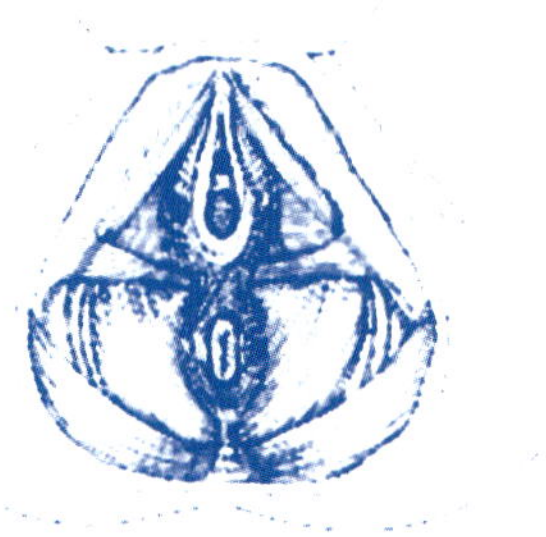

Abb. 8: Die Muskeln des Beckenbodens

Die nachfolgende Abbildung zeigt weitere Muskelgruppen, die in der Schwangerschaft besonders trainiert werden sollten.

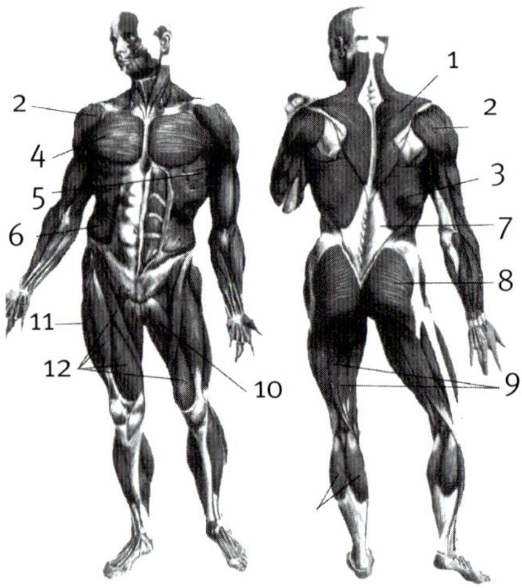

Abb. 9: Die wichtigsten Muskelgruppen des Körpers

Schultergürtelmuskulatur:	1:	Trapezmuskel (M. trapezius)
	2:	Deltamuskel (M. deltoideus)
	3:	Breiter Rückenmuskel (M. latissimus dorsi)
Brustmuskulatur:	4:	Brustmuskel (M. pectoralis)
	5:	Vorderer Sägemuskel (M. serratus anterior)
Rumpfmuskulatur:	6:	Quere/schräge Bauchmuskulatur (M. obliquus abdominis)
	7:	Rücken-Lenden-Faszie (Fascia thoracolumbalis)
	8:	Gesäßmuskel (M. glutaeus maximus)
Beinmuskulatur:	9:	Beinbeuger (Hamstringgruppe)
	10:	Beinanzieher (Adduktoren, z. B. M. adductor longus)
	11:	Beinabspreizer (Abduktoren, z. B. M. Glutaeus medius)
	12:	Beinstrecker, vierköpfiger Oberschenkelmuskel (M. quadriceps femoris)
	13:	Wadenmuskel (M. gastrocnemius)

5.1 Wassergymnastik

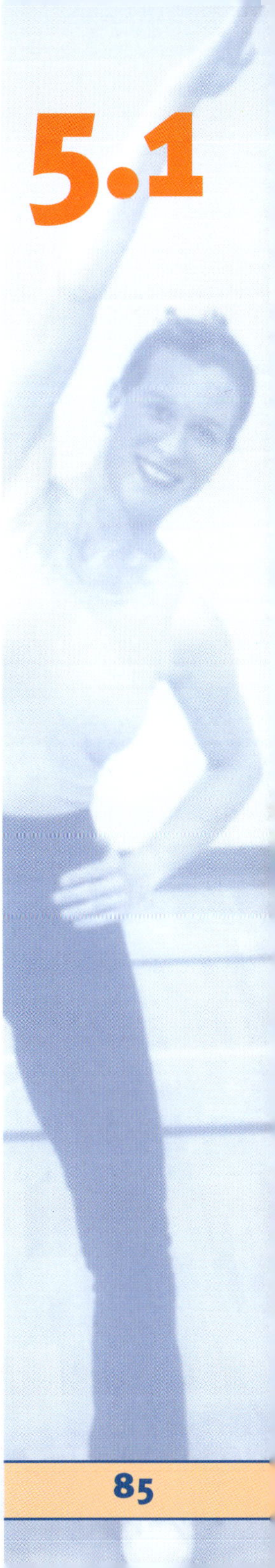

Das Muskeltraining im Wasser wird nicht in Trimenons eingeteilt, da das Training so gelenkschonend und auf Grund der veränderten Druckverhältnisse im Wasser so leicht und angenehm ist, dass eine Differenzierung der Übungen nicht nötig ist.

Die Wassergymnastik ist ohne Einschränkung in allen Phasen der Schwangerschaft bedenkenlos möglich.

Der Auftrieb des Wassers entlastet den gesamten Stütz- und Bewegungsapparat, da er das Körpergewicht „trägt“. Im schultertiefen Wasser beträgt das Körpergewicht nur ein Zehntel des üblichen. Der Auftrieb macht das Training weniger anstrengend. Der hydrostatische Druck des Wassers reguliert den Blutdruck und die Herzfrequenz und fördert die Durchblutung. Durch den massierenden Effekt des Wassers verbessert sich der Stoffaustausch im Gewebe.

Besonders entlastend wirkt das Wasser bei Rückenschmerzen, Verspannungen und geschwollenen Beinen. Aufgrund des Wasserwiderstands ist das Training im Wasser effektiver als an Land. Es wird komplett der gesamte Körper trainiert, das Herz-Kreislauf-System wird angeregt, die Muskulatur wird gleichzeitig gekräftigt und gelockert, Bänder und Gelenke werden optimal geschont.

Die Wassergymnastik können Sie mit oder ohne Hilfsmittel ausführen. Alle Übungen werden im stehtiefen, brusthohen Wasser durchgeführt. Achten Sie darauf, dass Ihre Schultern im Wasser bleiben. Da die Übungen systematisch aufgebaut sind, halten Sie bitte die vorgegebene Reihenfolge ein.

Aufwärmen

Ziel der Übungen Nr. 1-5:

- Aufwärmen.
- Mobilisation, Lockerung der gesamten Muskulatur
- Anregung des Herz-Kreislauf-Systems.

Übungsausführung:
Wiederholen Sie jede Übung 8-12 x

1

Armschwingen

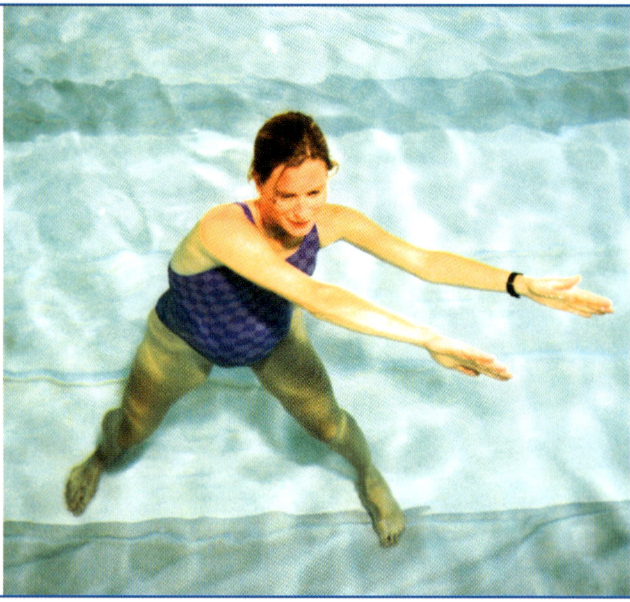

Stellen Sie die Beine leicht gebeugt und schulterbreit auseinander auf. Halten Sie die Handflächen vertikal, beide Daumen zeigen zur Decke. Ziehen Sie langsam beide Arme gleichzeitig vor dem Körper von der einen zur anderen Seite. Die Handflächen zeigen immer in Bewegungsrichtung.

Arm-Acht-Kreisen

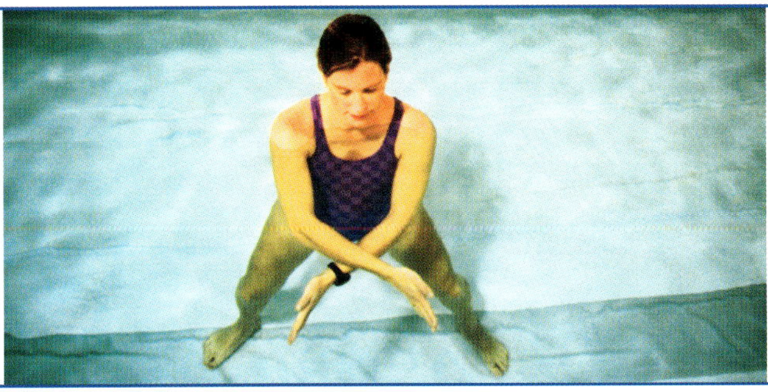

Ausgangsposition wie zuvor. Beschreiben Sie mit den Armen vor dem Körper eine Acht. Führen Sie beide Arme unter Wasser zusammen, die Handflächen zeigen zueinander. Kreuzen Sie die Arme vor dem Körper, drehen Sie dann die Handflächen nach außen und öffnen Sie die Arme vor dem Körper, nicht weiter als schulterbreit, zur Seite. Während der Übung bleiben die Arme im Ellbogengelenk immer leicht angewinkelt.

Wasserschreiten

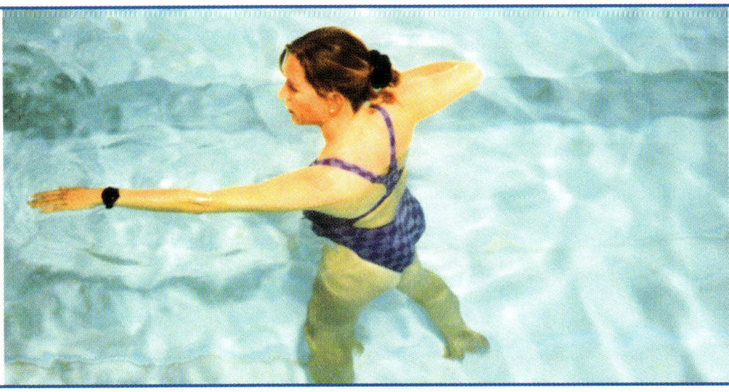

Schreiten oder laufen Sie langsam durch das Wasser. Tauchen Sie einen Arm vorne ein und ziehen Sie ihn dann leicht gestreckt seitlich am Körper vorbei nach hinten. Wenn Sie den hinteren Arm aus dem Wasser ziehen, taucht der andere Arm vorne ins Wasser ein.

4

Anfersen

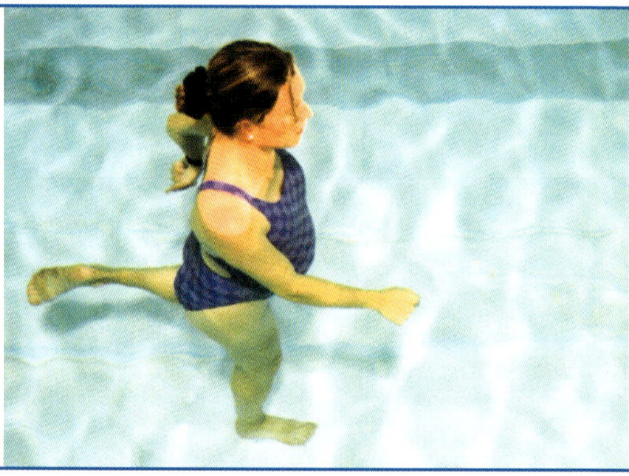

Ziehen Sie im Wechsel den rechten und linken Unterschenkel nach hinten hoch, als ob Sie sich selbst ins Gesäß treten wollten. Gleichzeitig ziehen Sie einen Arm gebeugt nach hinten hoch, sodass der Ellbogen aus dem Wasser herausschaut.

5

Wechselsprünge

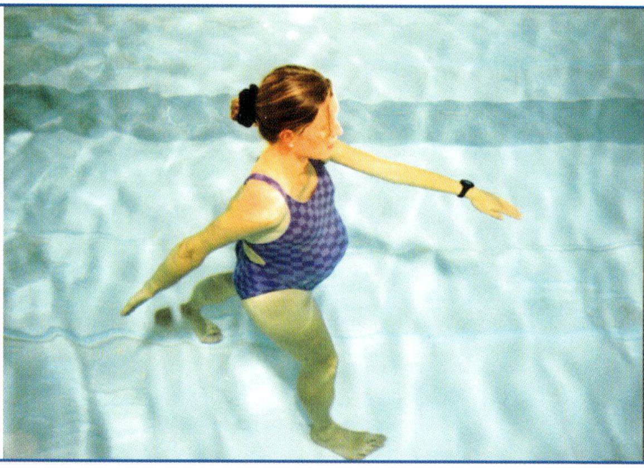

Schrittstellung, das rechte Bein und der linke Arm sind vorne. Springen Sie etwas nach oben und ziehen Sie dabei gleichzeitig das vordere Bein und den vorderen Arm gestreckt nach hinten.

Muskelkräftigung

Ziel der Übungen Nr. 6-8:
- Kräftigung der Bein- und Gesäßmuskulatur.

Übungsausführung:
Führen Sie die Bewegungen im Wasser aus. Wiederholen Sie alle nachfolgenden Übungen je Seite 10-15 x. Lockern Sie dann Arme und Beine aus und wechseln Sie zur anderen Seite. Wiederholen Sie die Gesamtübung 2-3 x, (2-3 Serien).

Beinschwingen vorwärts gestreckt

6

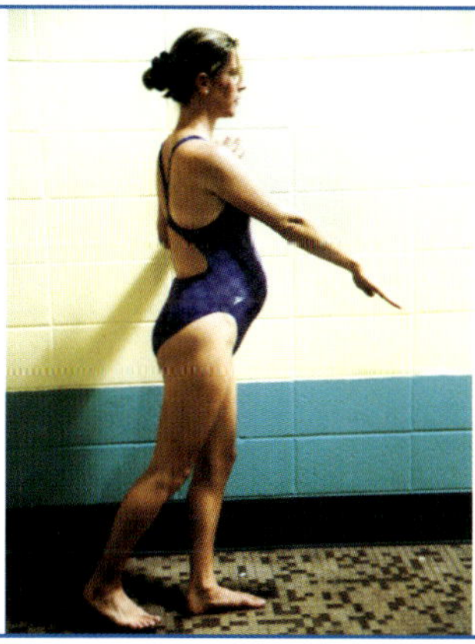

Sie stehen seitlich am Beckenrand im Wasser und halten sich mit einer Hand fest. Schwingen Sie das äußere Bein gestreckt vor und zurück. Ziehen Sie die Fußspitzen zur Nase hoch, sodass das Bein ganz gestreckt und die Oberschenkelmuskulatur fest angespannt ist.

Der äußere Arm schwingt gestreckt in entgegengesetzter Richtung zum Bein mit.

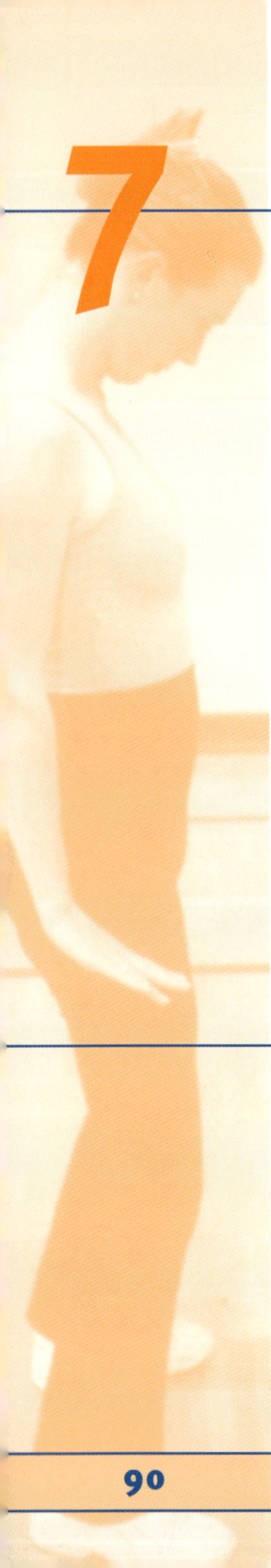

7 Beinschwingen seitwärts gebeugt

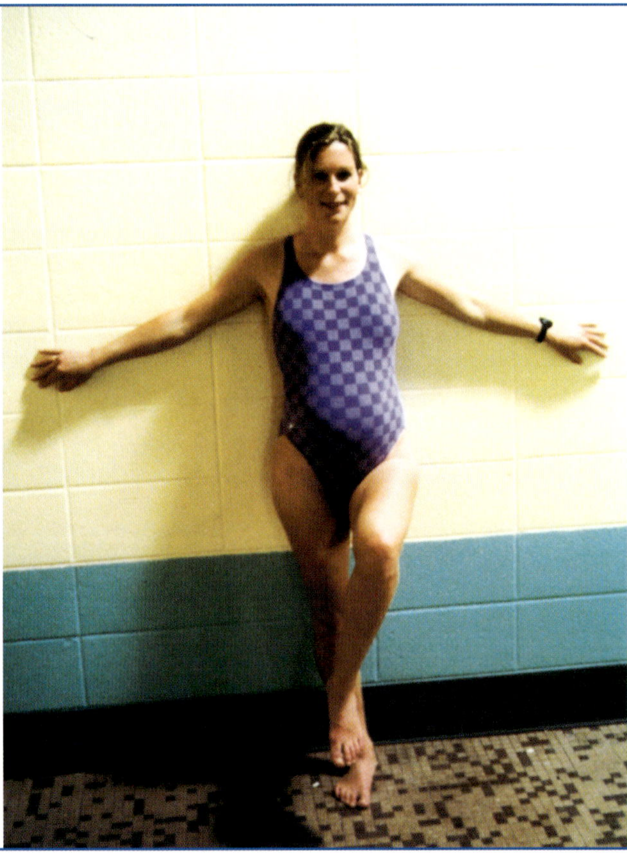

Sie stehen im Wasser, mit dem Rücken zum Beckenrand und legen beide Arme an den Beckenrand. Heben Sie vor dem Körper den linken Oberschenkel bis zur Waagerechten an, der Unterschenkel hängt locker herab. Senken Sie dann das linke Bein vor dem Körper wieder ab und schwingen es gestreckt zur Seite. Heben Sie dabei die Fußspitze des Schwungbeins Richtung Nasenspitze an.

Beinschwingen seitwärts gestreckt

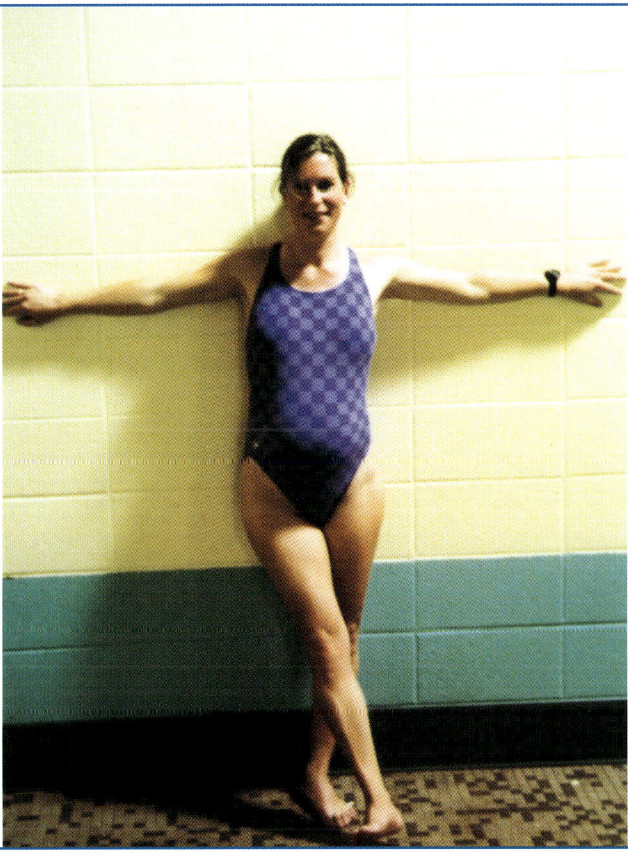

Ausgangsposition wie zuvor. Kreuzen Sie das rechte Bein gestreckt vor das linke Bein. Schwingen Sie das rechte Bein gestreckt im Wechsel nach außen und innen. Heben Sie dabei die Fußspitzen Richtung Nasenspitze an.

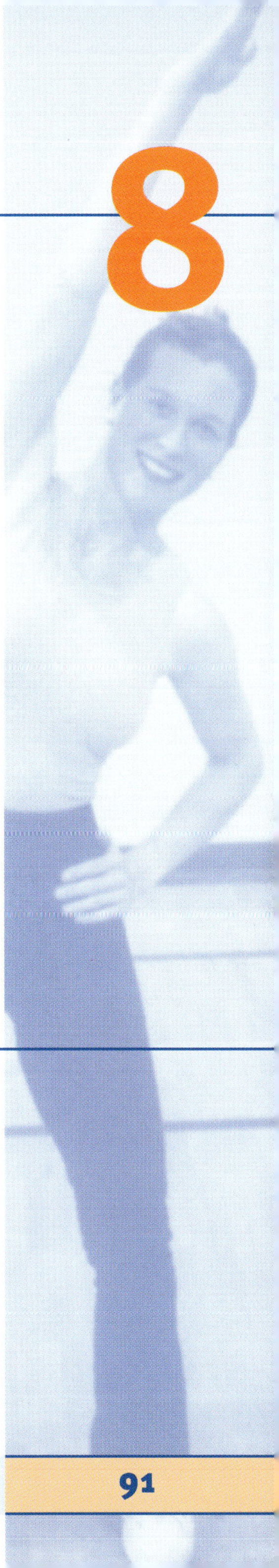

Ziel der Übungen Nr. 9- 11:

- Kräftigung der Schultergürtel-, Arm- und Brustmuskulatur.

Übungsausführung: Die Schultern bleiben während der Übungen im Wasser, die Arme gehen nicht über die Wasserlinie hinaus. Die nachfolgenden Übungen lassen sich gut mit Wasserhanteln oder kleinen Gewichten ausüben.

Führen Sie 8-12 Wdh. aus, wenn Sie mit Hanteln arbeiten und 10-15 Wiederholungen, wenn Sie ohne Hanteln arbeiten.

Wiederholen Sie die Gesamtübung 2-3 x, (2-3 Serien).

9

Seitheben

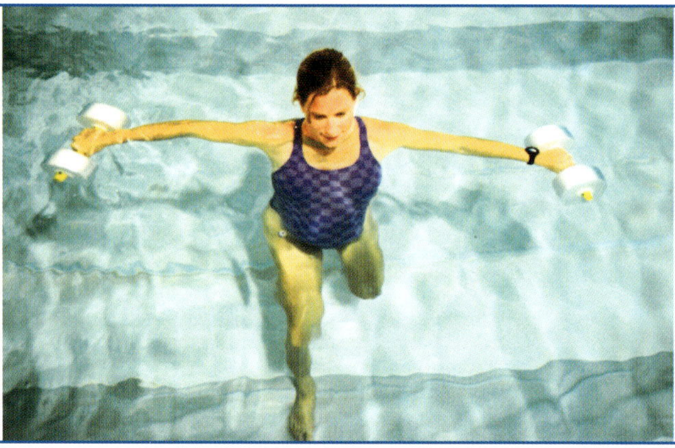

Sie stehen in Schrittstellung, beide Beine sind leicht gebeugt. Heben Sie beide Arme über die Seite bis zur Waagerechten an, die Arme sind im Ellbogengelenk ebenfalls etwas gebeugt. Drücken Sie dann langsam beide Arme fast gestreckt über die Seite nach unten bis an die Oberschenkelaußenseite. Alternative: Heben und senken Sie nur einen Arm.

Brustdrücken

10

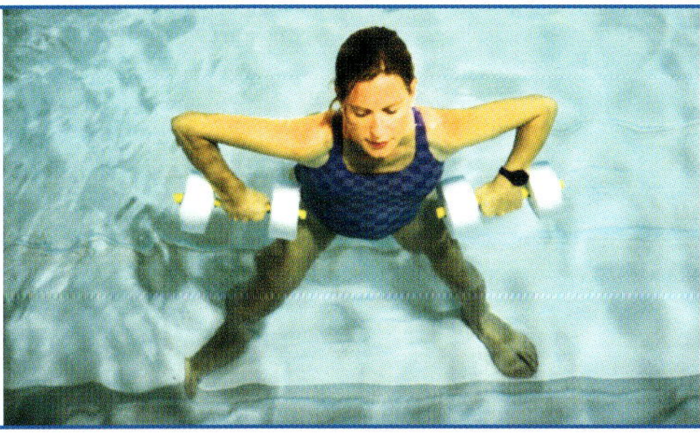

Stellen Sie die Beine leicht gebeugt und schulterbreit geöffnet auf. Fassen Sie die Hanteln so, dass Ihre Daumen zueinander zeigen. Vor dem Körper drücken Sie beide Hanteln gleichzeitig langsam nach unten und ziehen danach beide Arme wieder bis auf Brusthöhe hoch.

Frontschließen

11

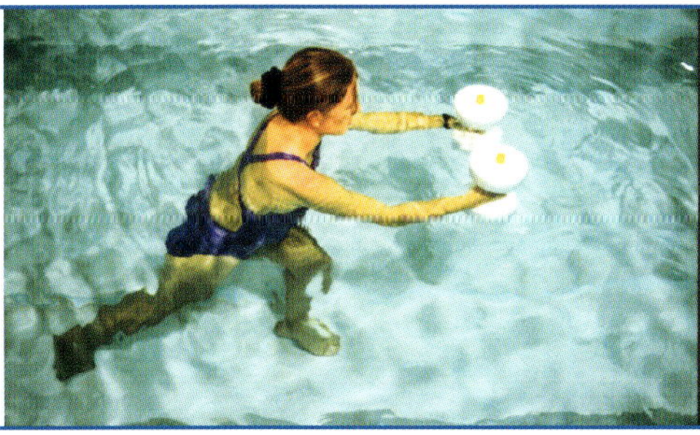

Sie stehen in Schrittstellung, das vordere Bein ist ca. 120° im Kniegelenk gebeugt. Halten Sie die Hanteln senkrecht, sodass beide Daumen zur Decke zeigen. Strecken Sie beide Arme zur Seite aus, das Ellbogengelenk ist etwas angewinkelt. Führen Sie gleichzeitig beide Arme vor dem Körper zusammen, bis die Hanteln sich fast berühren.

Öffnen Sie danach die Arme wieder zur Seite. Wenn Sie ohne Hanteln arbeiten, drücken Sie alle Finger fest gegeneinander. Die Handflächen zeigen stets in Bewegungsrichtung.

Cool down

Ziel der Übungen Nr. 12-14:

- Cool down.

Übungsausführung:

Halten Sie jede Dehnung pro Seite 10 Sekunden. Lockern Sie danach Arme und Beine aus. Wechseln Sie dann die Seite.

Wiederholen Sie jede Übung 2-3 x.

12

Dehnung Schultergürtelmuskulatur

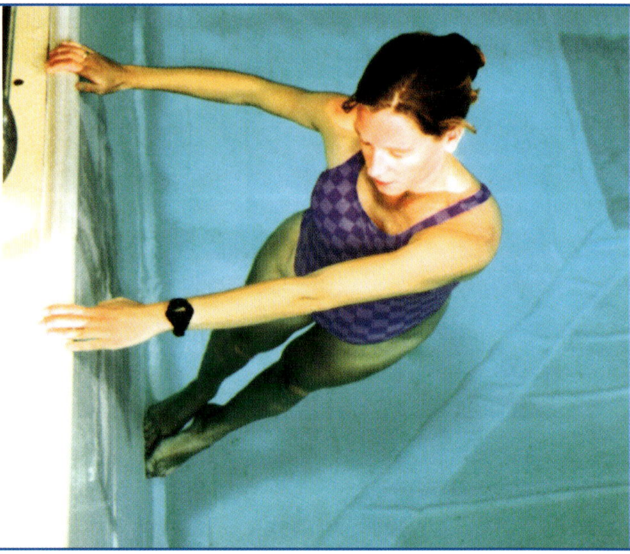

Sie stehen mit dem Gesicht zum Beckenrand und halten sich mit beiden Händen fest. Die Arme sind gestreckt. Die Beine stehen geschlossen nebeneinander und bleiben gestreckt. Drehen Sie Oberkörper, Becken und Beine zur Seite auf, sodass Sie eine angenehme Dehnung im Schultergürtel wahrnehmen.

Dehnung Beinanzieher

13

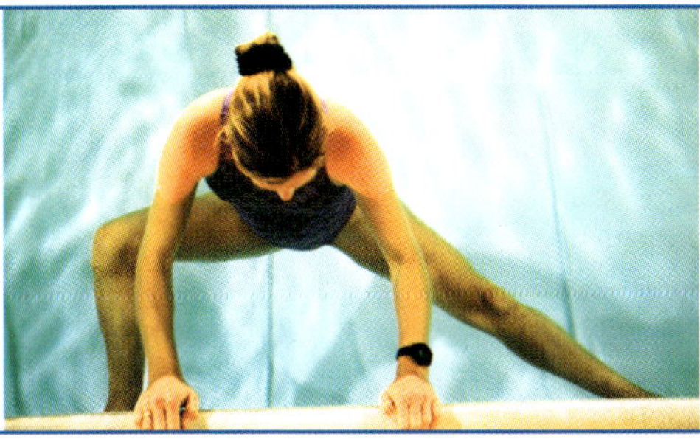

Sie stehen mit dem Gesicht zum Beckenrand und halten sich mit beiden Händen fest. Grätschen Sie die Beine möglichst weit oben an der Wand. Beugen Sie das rechte Bein. Bringen Sie das Gesäß so nah an die Wand, dass Sie an der Oberschenkelinnenseite des gebeugten Beins ein leichtes Ziehen wahrnehmen, das linke Bein strecken Sie ganz durch.

Dehnung Kniebeuger und untere Rückenstrecker

14

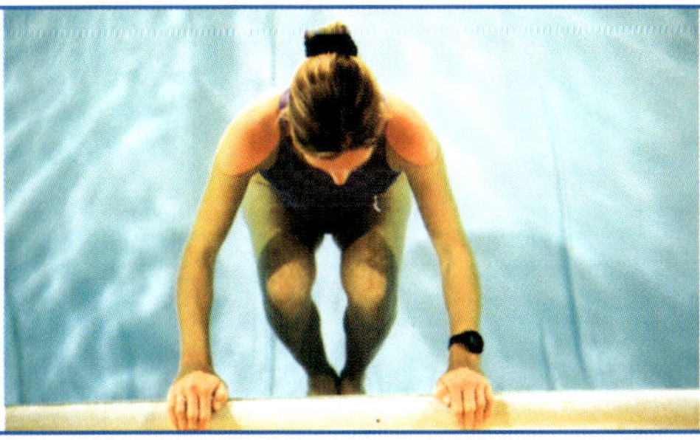

Ausgangsposition wie zuvor. Stellen Sie beide Beine gebeugt nebeneinander möglichst weit oben an die Wand an. Die Arme sind gestreckt. Bringen Sie das Gesäß so nah wie möglich an die Wand. Wippen Sie mit dem Gesäß 10-15 x leicht auf und ab.

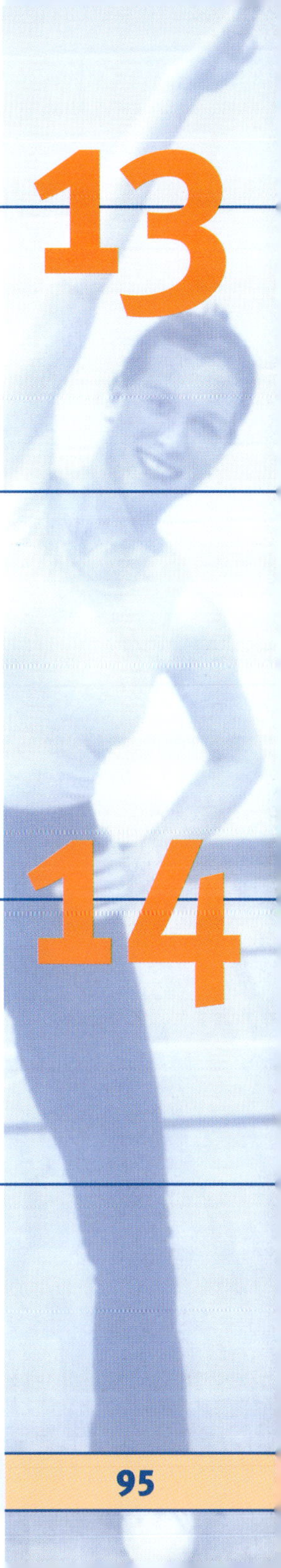

5.2 Allgemeines Aufwärmen

Vor jedem sportlichen Training sollten Sie sich stets 10 min aufwärmen (Warm-up). Dies gilt für ein aerobes Ausdauertraining (Kap. 4), wie Walking, Jogging, Rad fahren, wie auch für das nachfolgende Muskeltraining (Kap. 5) sowie für das Rückbildungstraining (Kap. 7).

Da alle nachfolgenden Übungen systematisch aufgebaut sind, halten Sie bitte die vorgegebene Reihenfolge ein.

Achten Sie auf eine gute Ausgangsposition:

Schlechte Standposition
Die Beine sind vollkommen gestreckt, die Schulterblätter fallen nach vorne. Das Becken ist so stark gekippt, dass Sie im Hohlkreuz stehen.

Korrekte Standposition
Die Beine sind leicht gebeugt, die Knie stehen in einer gedachten vertikalen Linie über den Fußspitzen. Das Becken ist aufgerichtet, Gesäß- und Bauchmuskulatur sind leicht angespannt.

Die Schultern werden, ohne zu verkrampfen, nach hinten geführt.

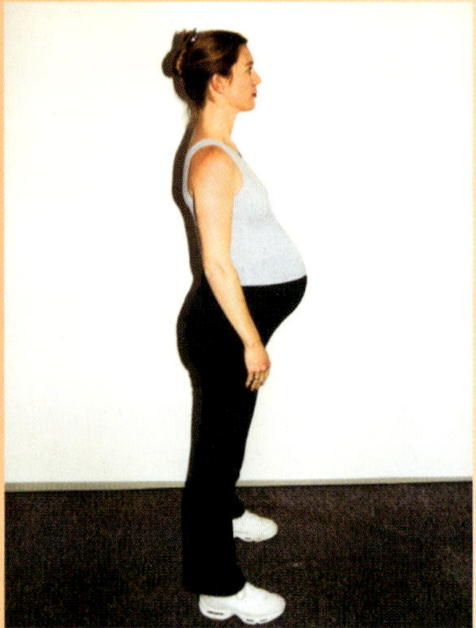

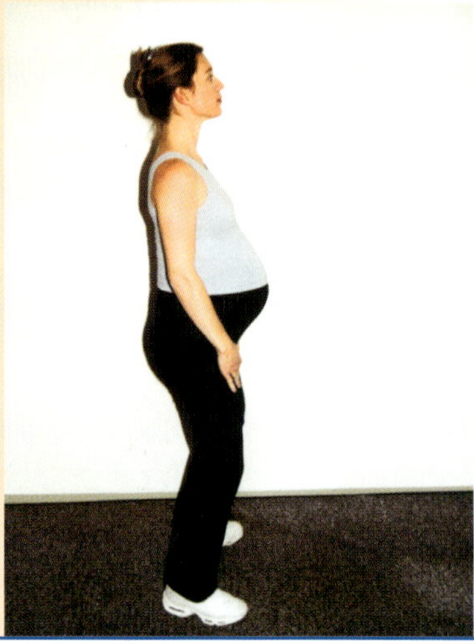

Ziel der Übungen Nr. 15-17:

- Mobilisation der Wirbelsäule und Lockerung der Schultergürtel- und Nackenmuskulatur.

Übungsausführung: Halten Sie jede Dehnung 10 Sekunden. Dehnen Sie jede Seite 2-3 x. Führen Sie jede Übung für die rechte und linke Körperseite aus.

Atmen und Strecken

15

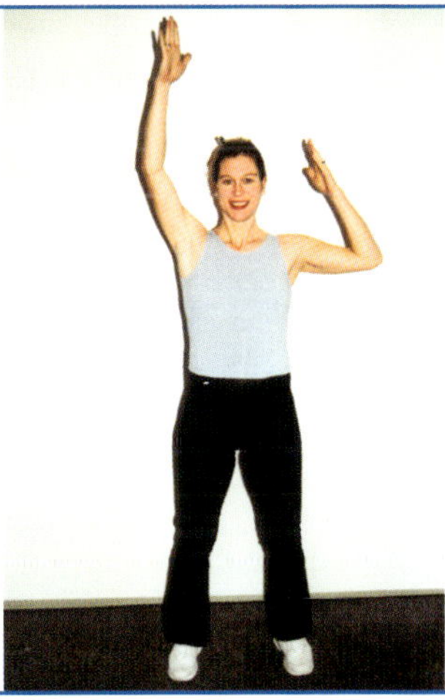

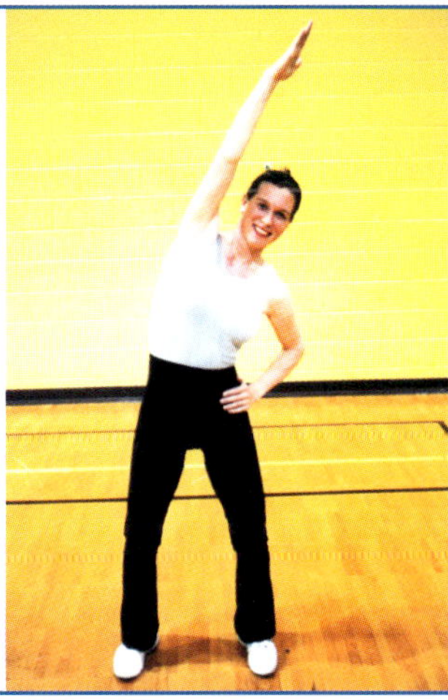

Stellen Sie die Beine hüftbreit auseinander und beugen Sie die Beine etwas. Die Knie zeigen in einer gedachten vertikalen Linie über die Fußspitzen. Fixieren Sie das Becken. Atmen Sie ein und strecken Sie langsam einen Arm am Ohr vorbei nach oben, atmen Sie aus und senken Sie den Arm wieder.

Variation: Einatmen. Sie ziehen einen Arm gestreckt am Ohr vorbei nach oben. Ausatmung: Sie neigen den Oberkörper etwas zur Seite. Führen Sie je Seite 2-3 Wiederholungen aus.

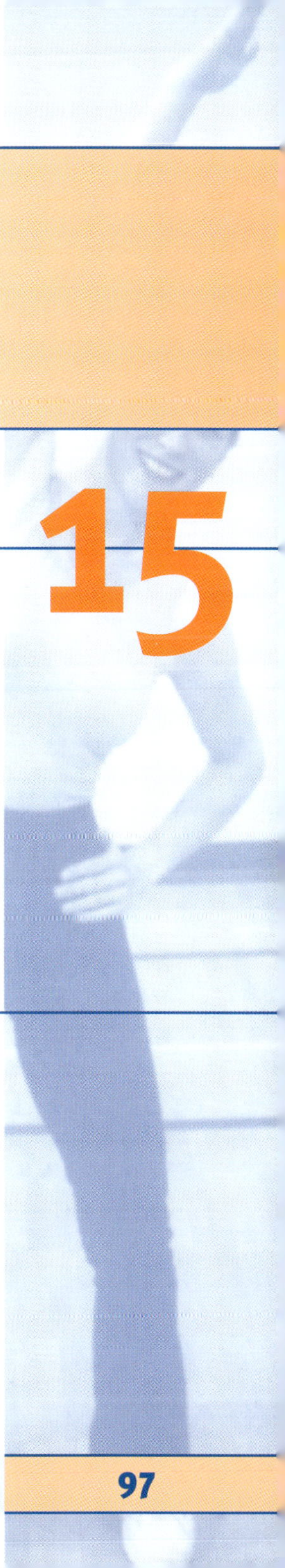

16 Kopfneigen

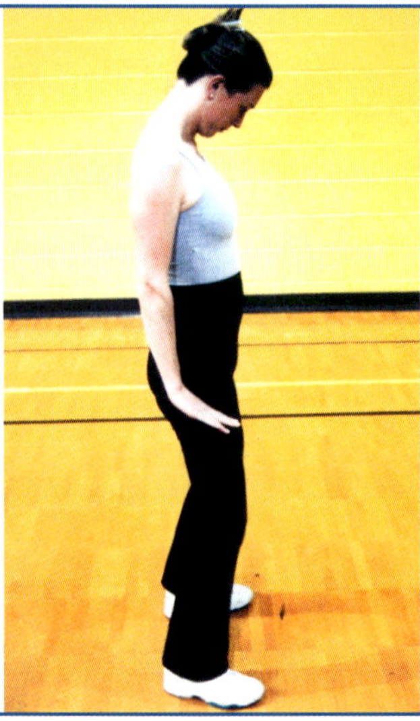

Ausgangsposition wie zuvor. Neigen Sie den Kopf langsam nach vorne unten Richtung Brustbein. Halten Sie die Dehnung 10 Sekunden, drehen Sie dann langsam den Kopf nach rechts, und halten Sie dort, drehen Sie weiter bis zur Mitte, halten, nach links weiterdrehen, halten und zur Mitte zurück.

17 Schulterkreisen

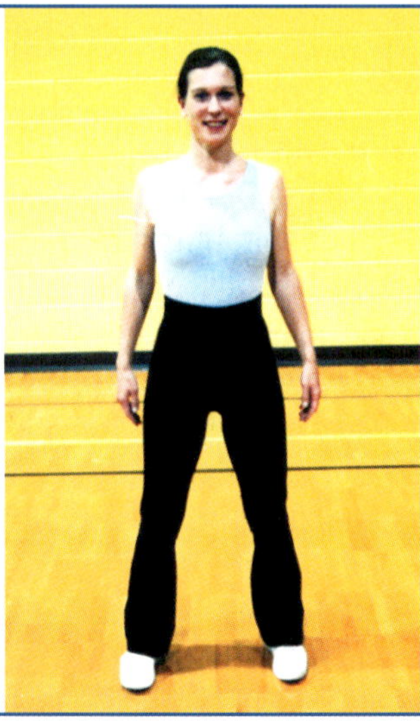

Stellen Sie die Beine hüftbreit auseinander und beugen Sie die Beine etwas. Die Knie zeigen in einer gedachten vertikalen Linie über die Fußspitzen. Fixieren Sie das Becken. Beide Arme hängen locker am Körper herab. Kreisen Sie die Schultern. Führen Sie 10-15 Wiederholungen aus.

Ziel der Übungen Nr. 18-19:

- Herz-Kreislauf-Aktivierung.

Armschwingen

18

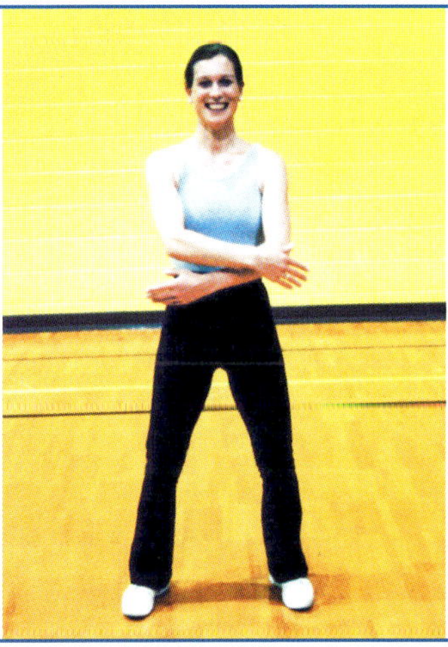

Die Beine sind hüftbreit geöffnet und leicht gebeugt. Das Becken ist aufgerichtet. Schwingen Sie beide Arme gleichzeitig bis auf Schulterhöhe seitwärts auf und ab. Wiederholen Sie die Übung 8-12 x.

Anfersen

19

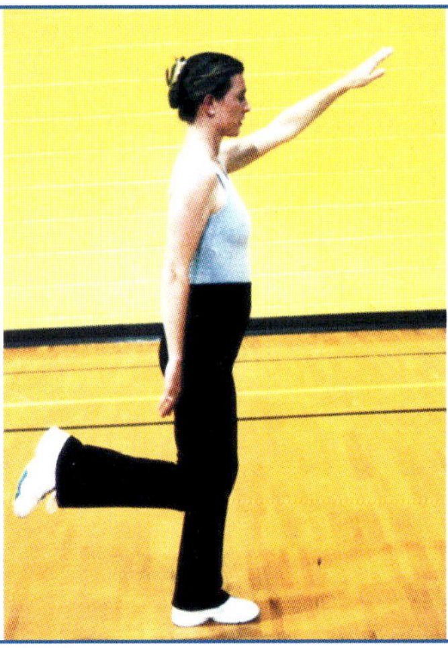

Ausgangsposition wie zuvor. Heben Sie den rechten Unterschenkel an, so, als ob Sie sich selbst in Ihr Gesäß treten wollten. Schwingen Sie den linken Arm gegengleich zum Bein vor und zurück. Führen Sie je Körperseite 8-12 Wiederholungen aus.

Ziel der Übungen Nr. 20-21:

- Dehnung der Beinmuskulatur.

20

Dehnung Hüftbeuger

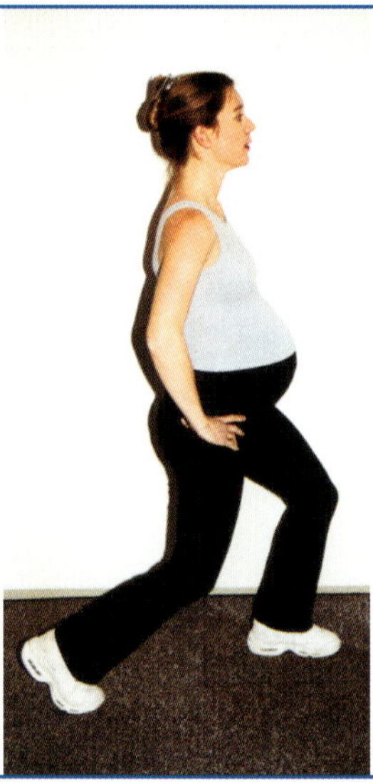

Schrittstellung. Setzen Sie vom hinteren Bein den Fußballen auf. Verlagern Sie Ihr Gewicht auf das vordere Bein. Gehen Sie in eine leichte Kniebeuge. Beide Knie zeigen in einer gedachten Linie über die Fußspitzen. Richten Sie das Becken auf und halten Sie den Oberkörper aufrecht. Beugen Sie die Beine so weit, dass Sie an der Oberschenkelvorderseite des hinteren Beins und in der Hüftbeuge eine leichte Dehnung wahrnehmen.

21

Dehnung Kniebeuger

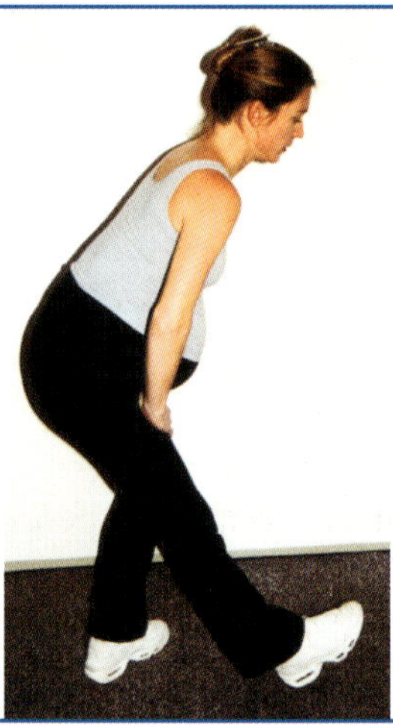

Schrittstellung. Verlagern Sie Ihr Gewicht auf das hintere Bein und beugen Sie dieses etwas, das Knie zeigt über die Fußspitze. Strecken Sie das vordere Bein aus und ziehen Sie die Fußspitze Richtung Nasenspitze an. Neigen Sie den Oberkörper gestreckt etwas nach vorne, sodass Sie auf der Oberschenkelrückseite des gestreckten Beins eine leichte Dehnung wahrnehmen.

5.3 Muskeltraining im 1. Trimenon, Übungen mit Hanteln

Sensible Phase: 1.-4. Schwangerschaftsmonat

Phase der Umstellung, Förderung des allgemeinen Wohlbefindens und Anpassung an die körperlichen Veränderungen

Sanftes Kraftausdauertraining

Übungsausführung:
Die nachfolgenden Übungen können Sie mit oder ohne Hanteln ausführen. Fitnesseinsteigerinnen sollten auf Hanteln verzichten bzw. nicht mehr als 0,5 kg pro Seite nehmen.

Wenn Sie mit Gewichten arbeiten, achten Sie darauf, dass Sie nur die Hantelgröße nehmen, mit der Sie 10-15 Wiederholungen leicht ausführen können und subjektiv die Anstrengung anhand der Borg-Skala, Tab. 7, mit „etwas anstrengend" (12-13 RPE-Skala) bewerten. Die Hanteln sollten für Fitnessfortgeschrittene je Seite nicht schwerer als 2 kg sein.

Führen Sie jede Kräftigungsübung 8-12 x aus. Wiederholen Sie jede Übung 2-3 x. Halten Sie jede Dehnübung für 10 s und wiederholen Sie die Dehnung ein zweites Mal. Führen Sie alle Übungen für die rechte und linke Körperseite aus.

Ziel der Übungen Nr. 22-25 :
- Kräftigung der Beinmuskulatur.

22

Fersenheben

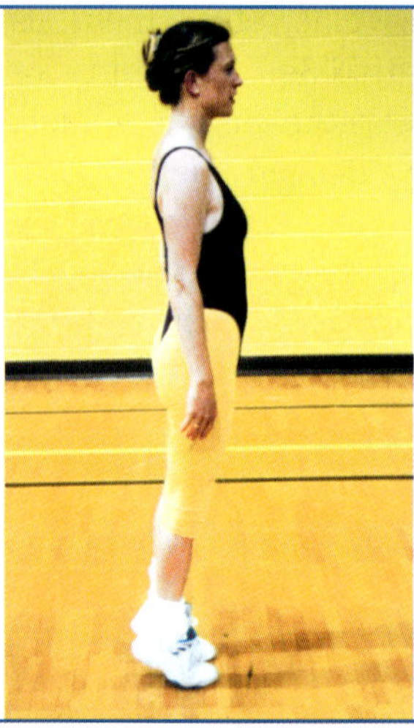

Das Fersenheben aktiviert die Wadenpumpe und erleichtert den venösen Blutfluss aus den Beinen zum Herzen. Vorbeugung gegen Krampfadern und Wassereinlagerungen in den Beinen.

Stellen Sie beide Füße geschlossen nebeneinander auf. Heben und senken Sie die Fersen. Halten Sie sich bei Gleichgewichtsproblemen an einer Wand fest.

23

Squat

Kräftigung der Oberschenkel- und Gesäßmuskulatur

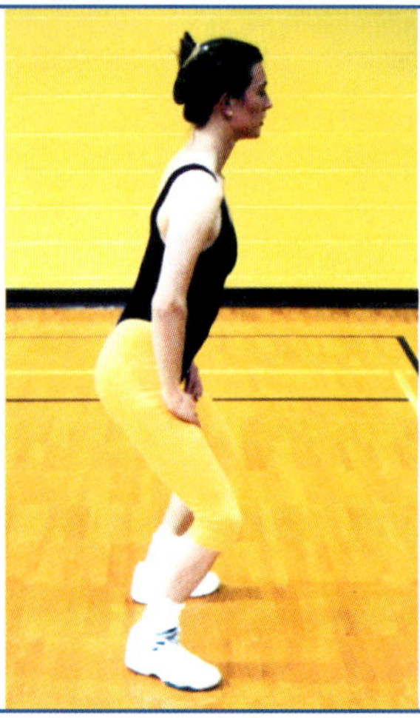

Stellen Sie die Beine etwas mehr als schulterbreit auseinander. Stützen Sie Ihre Hände auf den Oberschenkeln ab. Beugen Sie beide Beine in eine leichte Kniebeuge. Der Winkel im Kniegelenk beträgt ca. 90-100°. Strecken Sie danach langsam die Beine wieder aus, ohne die Knie ganz durchzudrücken. Atmen Sie aus, wenn Sie die Beine strecken.

24

Lunge

Kräftigung der Oberschenkelmuskulatur

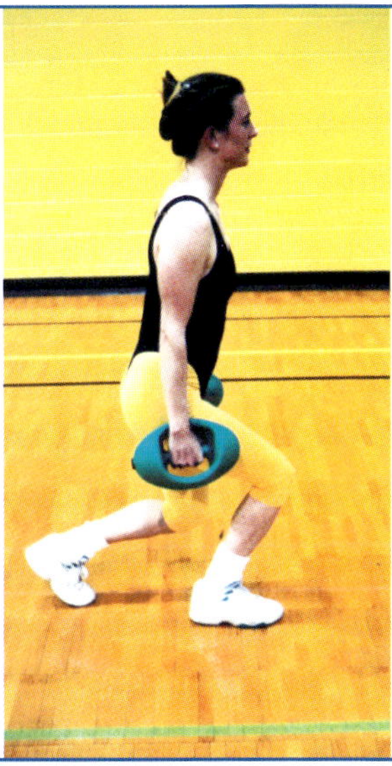

Stellen Sie Ihr rechtes Bein nach vorne, etwas mehr als Schrittgröße. Verlagern Sie Ihr Gewicht auf das vordere Bein. Beugen Sie langsam das vordere Bein bis zu einem Winkel im Kniegelenk von 90-100°. Strecken Sie langsam das rechte Bein aus, ohne es ganz durchzustrecken. Atmen Sie beim Strecken der Beine aus.

25

Dehnung Hüftbeuger

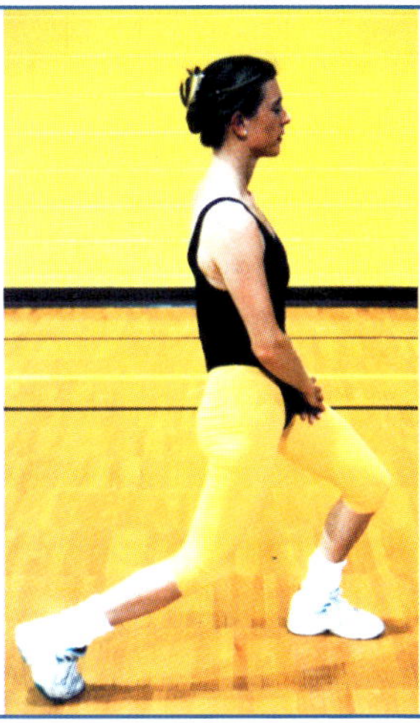

Stellen Sie Ihr linkes Bein nach vorne, etwas mehr als Schrittgröße. Verlagern Sie Ihr Gewicht auf das vordere Bein. Richten Sie Ihr Becken auf. Beugen Sie das vordere Bein so weit, dass Sie auf der Oberschenkelvorderseite des hinteren Beins und in der Hüftbeuge eine leichte Dehnung wahrnehmen.

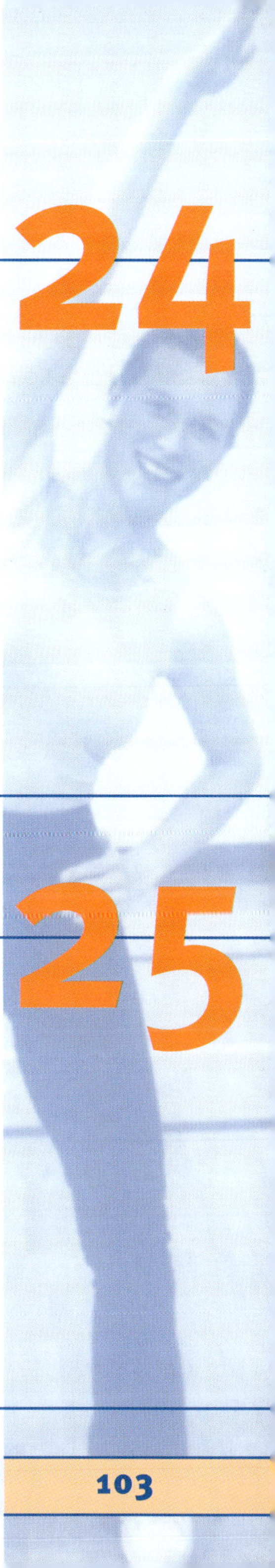

Ziel der Übungen Nr. 26-29:

- Kräftigung der Oberkörpermuskulatur

26

Kräftigung der Schultergürtel-muskulatur

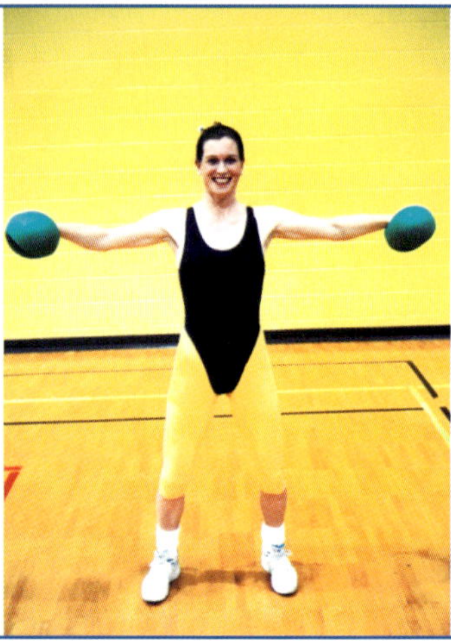

Stellen Sie Ihre Beine leicht gebeugt und hüftbreit auseinander auf, die Knie zeigen in einer gedachten Linie über die Füße. Heben Sie beide Arme seitlich bis auf Schulterhöhe an. Das Ellbogengelenk bleibt leicht gebeugt. Alternativ können Sie auch nur einen Arm im Wechsel anheben.

27

Dehnung Schultergürtelmuskulatur

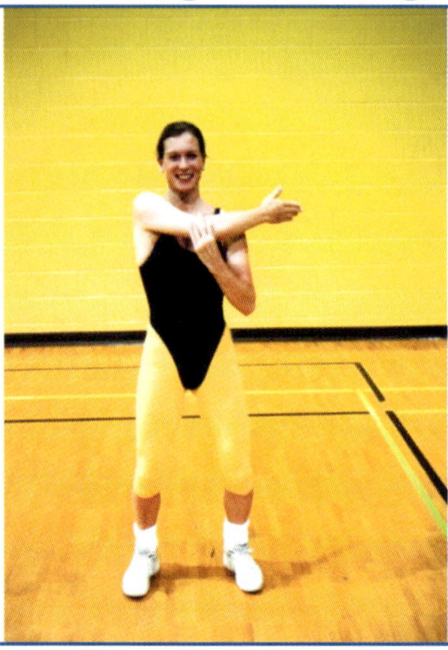

Ausgangsposition wie zuvor. Führen Sie den rechten Arm auf Schulterhöhe unter das Kinn. Fassen Sie mit der linken Hand an den rechten Ellbogen und ziehen Sie langsam und mit Gefühl den rechten Arm zur linken Seite. Halten Sie dort inne, wo Sie ein angenehmes Dehngefühl wahrnehmen.

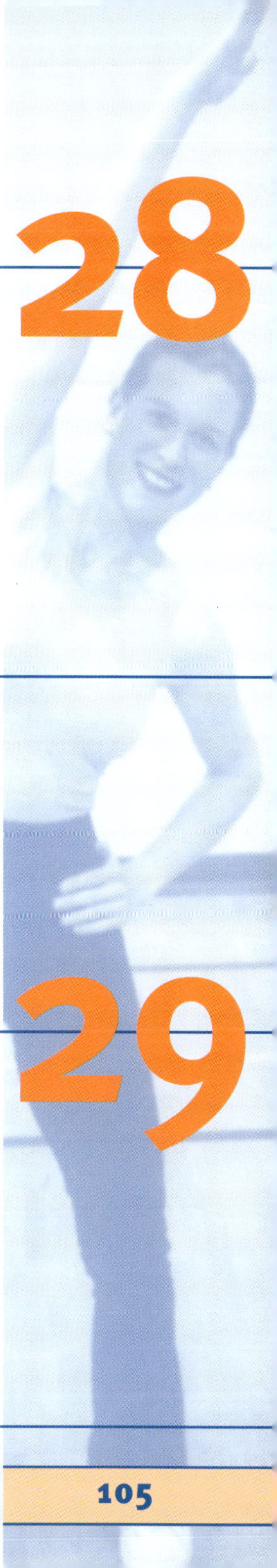

Butterfly

Kräftigung der Brustmuskulatur

28

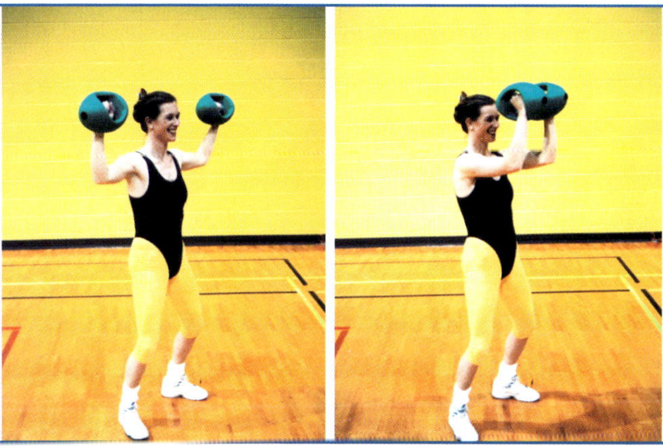

Stellen Sie die Beine hüftbreit auseinander und beugen Sie beide Beine leicht. Achten Sie darauf, dass Ihre Knie in einer gedachten Linie über die Fußspitzen zeigen. Heben Sie beide Arme auf Schulterhöhe an, die Unterarme sind im Ellbogengelenk 90° nach oben abgewinkelt, die Hände zeigen zur Decke. Bringen Sie gleichzeitig beide Ellbogen vor dem Körper auf Brusthöhe zusammen.

Dehnung der Brustmuskulatur

29

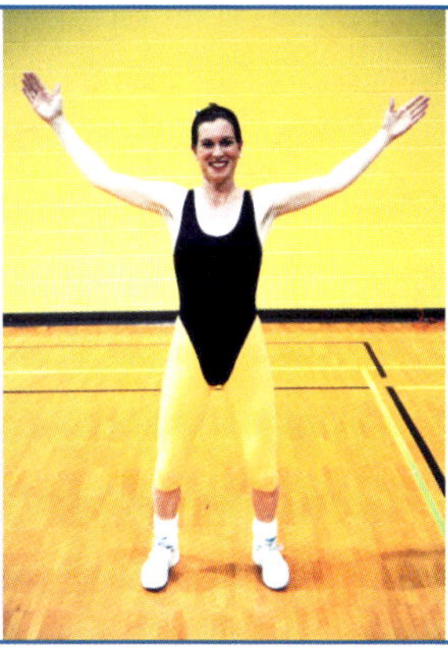

Ausgangsposition wie zuvor. Führen Sie beide Arme etwas über Schulterhöhe schräg nach hinten oben, die Handflächen zeigen nach vorne. Nehmen Sie die Arme nur so weit in V-Position nach hinten, wie es für Sie angenehm ist.

Ziel der Übungen Nr. 30-32:

- Kräftigung der Gesäß- und Hüftmuskulatur.

30

Beinheben rückwärts liegend

Kräftigung der rückseitigen Oberschenkel- und Gesäßmuskulatur

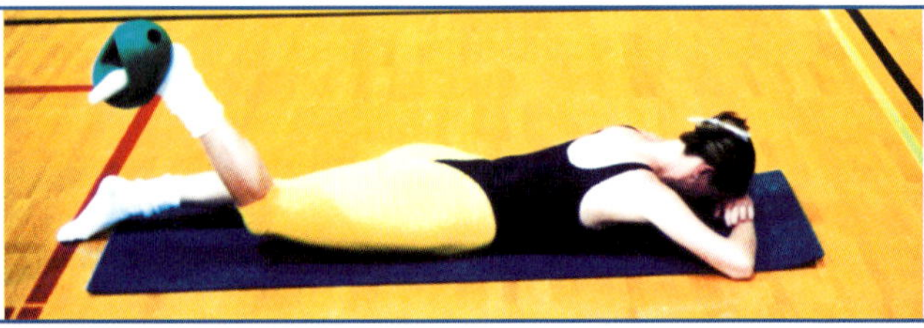

Sie liegen mit dem Bauch auf dem Boden. Winkeln Sie Ihr rechtes Bein im Kniegelenk zu 90° ab. Halten Sie den Winkel und heben Sie den rechten Oberschenkel ca. 10 cm vom Boden ab. Spannen Sie dabei Ihr Gesäß an.

Variation: Sie knien im Vierfüßlerstand und stützen sich auf den Unterarmen ab.

31

Beinheben seitwärts

Kräftigung der äußeren Oberschenkelmuskulatur

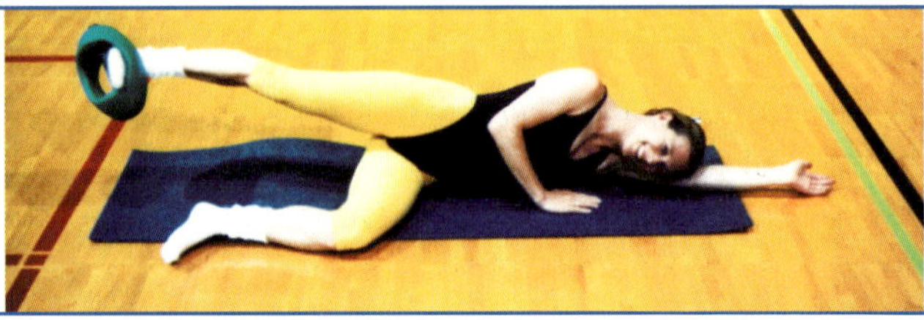

Sie liegen auf der linken Körperseite. Das linke Bein liegt auf dem Boden und ist im Hüft- und Kniegelenk 90° gebeugt, das rechte Bein ist gestreckt. Stützen Sie sich mit dem rechten, oberen Arm vor dem Körper ab. Heben Sie das rechte Bein gestreckt ca. 30 cm vom Boden ab, senken Sie es danach wieder.

Twist liegend

Dehnung Beinabspreizer und untere Rückenstrecker

32

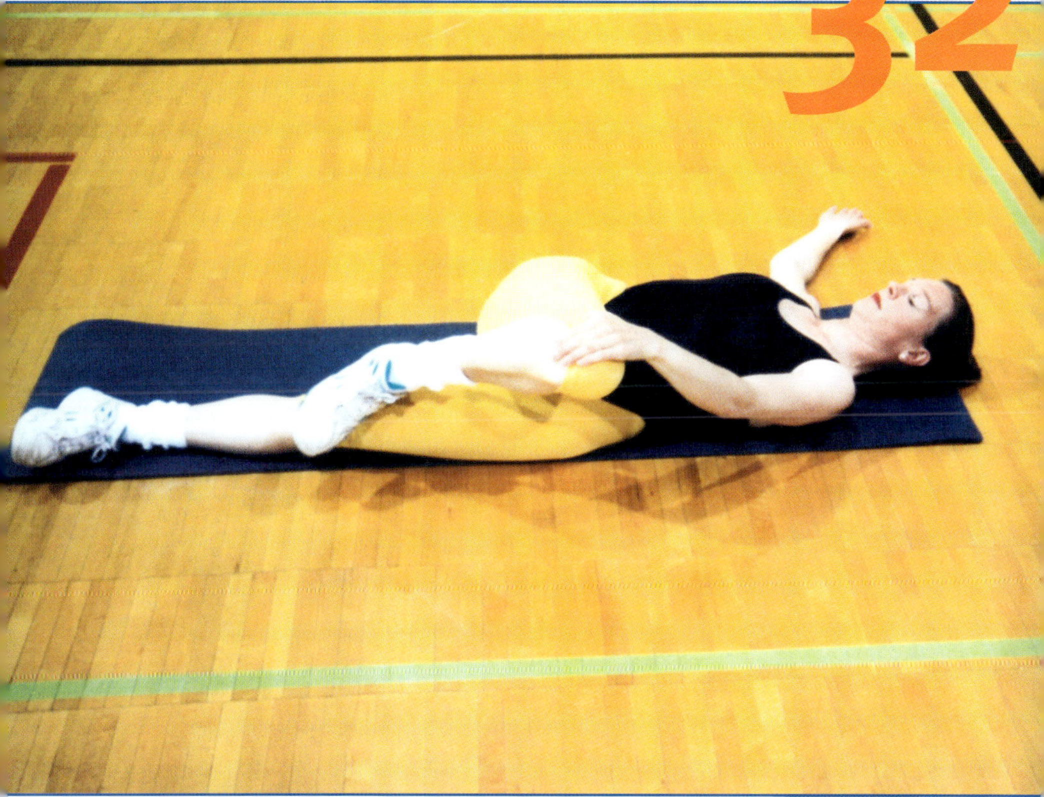

Sie liegen auf dem Rücken, das linke Bein liegt ausgestreckt auf dem Boden. Fassen Sie mit der linken Hand an das rechte Knie und ziehen Sie langsam das rechte Knie bis zum Beckenknochen hoch.

Neigen Sie dann das rechte Knie langsam zur linken Seite und verweilen Sie dort. Halten Sie beide Schultern am Boden. Bringen Sie das gebeugte Bein nur so weit zum Boden nach unten, wie das für Sie im Rücken angenehm ist.

Ziel der Übungen Nr. 33-35:

- Kräftigung der Rumpfmuskulatur

33

Crunch quer

Kräftigung der quer liegenden Bauchmuskulatur

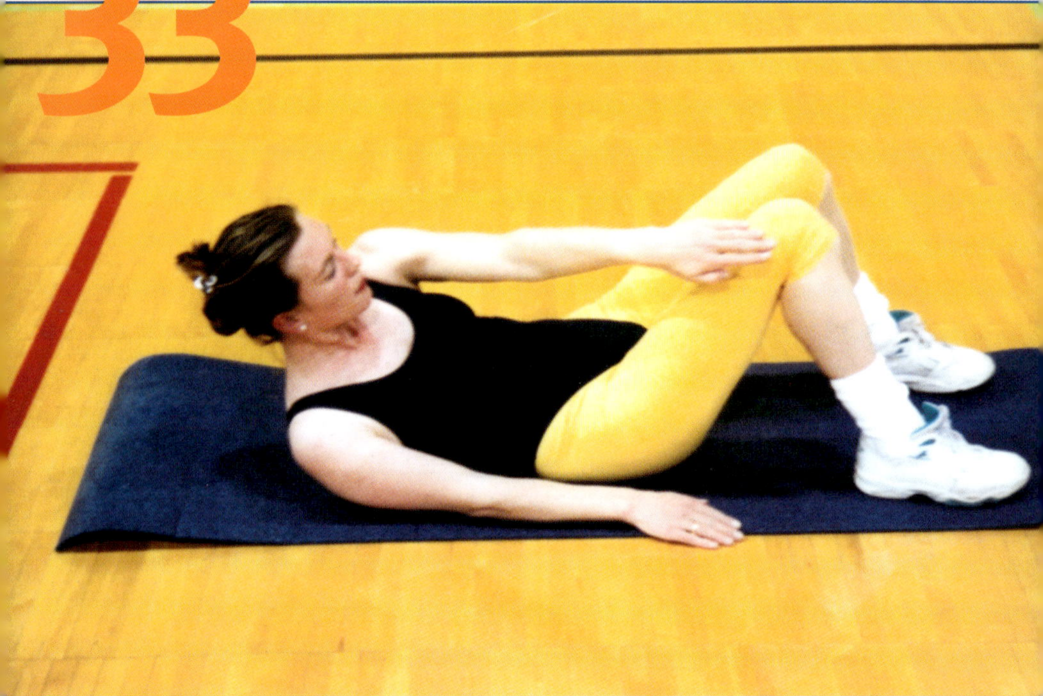

Sie liegen auf dem Rücken und stellen beide Beine an. Beide Arme liegen an den Seiten neben dem Körper.

Heben Sie Ihre linke Schulter und den Oberkörper an und reichen Sie mit der linken Hand an die Außenseite Ihres rechten Knies.

Senken Sie langsam Ihren Oberkörper wieder ab. Atmen Sie aus, wenn Sie den Oberkörper anheben.

34

Diagonalstrecken

Kräftigung der Rückenmuskulatur

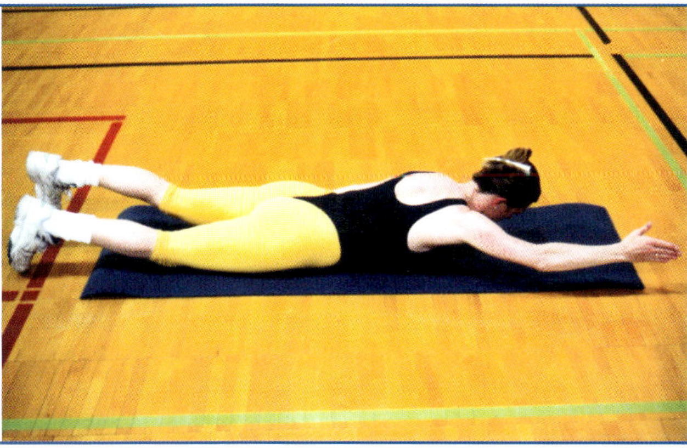

Sie liegen auf dem Bauch. Spannen Sie Ihr Gesäß an und heben Sie gleichzeitig den rechten Arm und das linke Bein ca. 5 cm vom Boden ab. Heben Sie Ihren Oberkörper mit an. Ihr Blick ist zum Boden gerichtet. Strecken Sie den Körper aus der Mitte heraus. Halten Sie die Anspannung für 10 s. Wechseln Sie dann die Arm- und Beinseite. Wiederholen Sie die Übung 3-6 x.

35

Päckchen

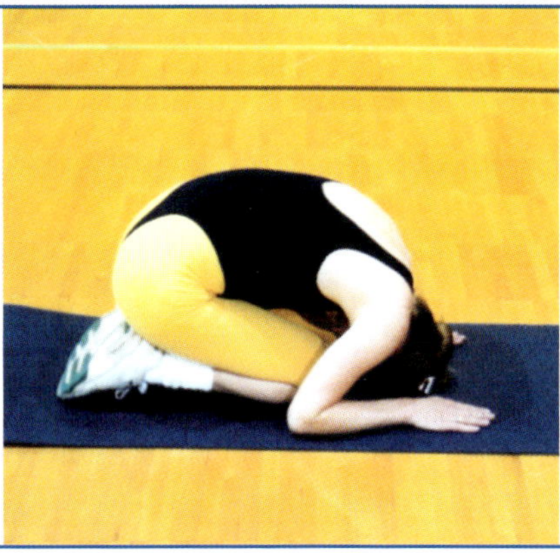

Sie sitzen im Fersensitz und machen ein kleines Päckchen.

Entspannen Sie sich.

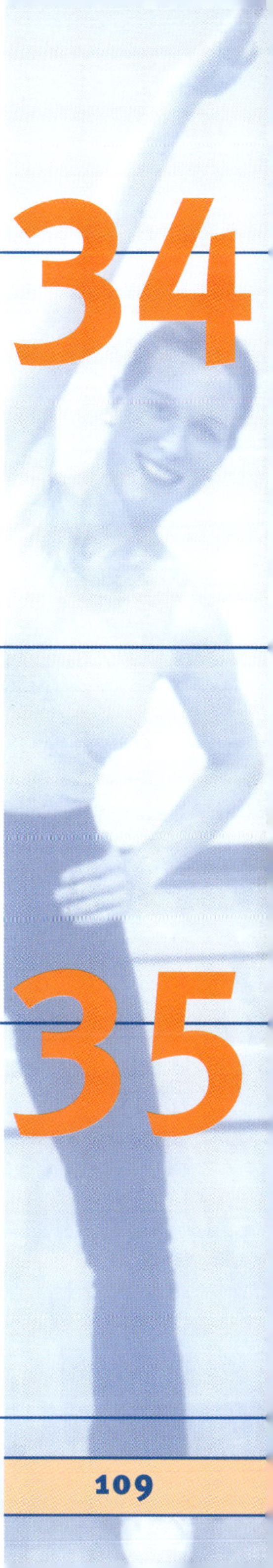

5.4

Muskeltraining im 2. Trimenon, Übungen mit dem Stuhl

Stabile Phase: 5.-7. Schwangerschaftsmonat

Phase des Wohlbefindens, Stabilisierung der Gelenke und Gewebestraffung. Muskeltraining für Ausgleich des Muskelungleichgewichts. Brust- und Schultergürtelmuskulatur (verstärkte Brustkyphose), Kräftigung der Rumpf- und Beinmuskulatur

Übungsausführung:
Führen Sie jede Kräftigungsübung 12-15 x aus. Wiederholen Sie jede Übung 2-3 x (2-4 Serien). Halten Sie jede Dehnübung für 10 s und wiederholen Sie die Dehnung ein zweites Mal. Führen Sie alle Übungen für die rechte und linke Körperseite aus.

Ziel der der Übungen Nr. 36-39:
- Kräftigung der Beinmuskulatur.

36

Fersenheben gestützt

Aktivierung der Wadenpumpe und Förderung des venösen Blutflusses

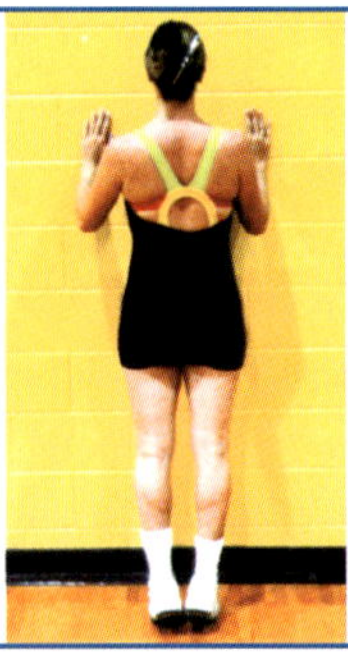

Halten Sie sich an der Wand oder einer Stuhllehne fest. Heben und senken Sie gleichzeitig beide Fersen an und ab. Beine sind gestreckt und angespannt.

Gestütztes Plié

37

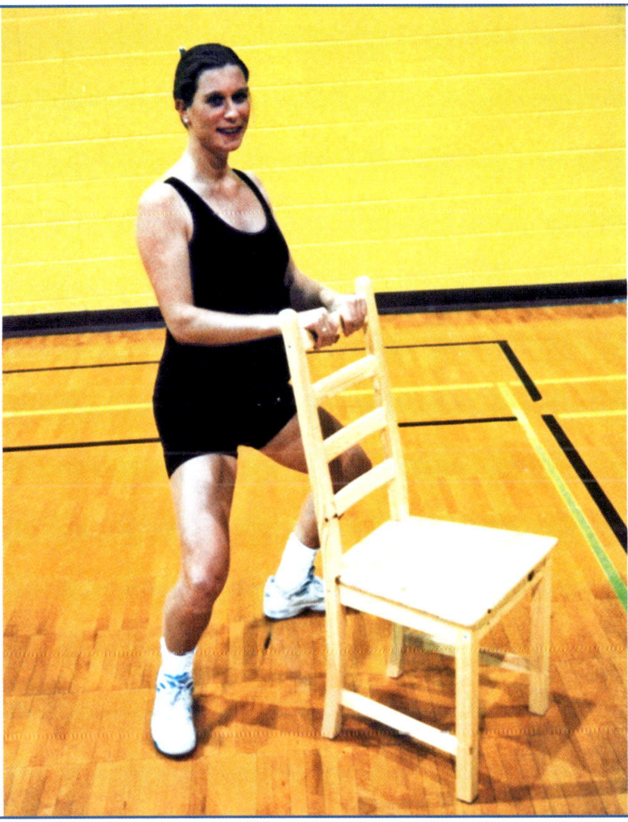

Kräftigung der vorderen und rückseitigen Beinmuskulatur und der Gesäßmuskulatur

Stellen Sie sich mit dem Gesicht zum Stuhl hinter den Stuhl und halten Sie sich mit beiden Händen an der Stuhllehne fest. Stellen Sie die Beine hüftbreit auseinander, die Fußspitzen sind nach außen gedreht (nur beim Squat zeigen die Knie nach vorne), die Knie stehen in einer gedachten Linie über den Fußspitzen. Beugen und strecken Sie langsam beide Beine. Wenn Sie die Beine beugen, sollte der Winkel im Kniegelenk ca. 90-120° betragen. Atmen Sie aus, wenn Sie die Beine strecken.

38

Beinheben seitwärts

Kräftigung der Beinabspreizer

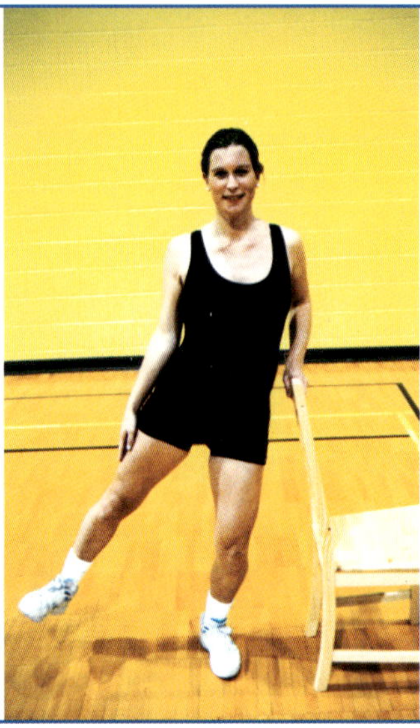

Stellen Sie sich seitlich neben einen Stuhl und halten Sie sich mit der linken Hand an der Stuhllehne fest. Das linke Bein, Standbein, ist leicht gebeugt. Heben Sie das rechte Bein gestreckt an, die Fußspitzen ziehen Sie zur Nasenspitze hoch. Heben Sie das gestreckte Bein ca. 10-40 cm vom Boden an und senken Sie es langsam wieder.

39

Beinheben vorwärts

Kräftigung der vorderen Oberschenkelmuskulatur

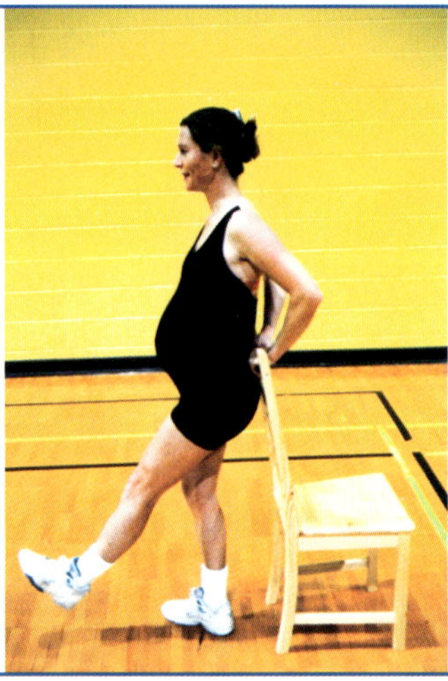

Sie stehen mit dem Rücken zur Stuhllehne und halten sich hinter Ihrem Rücken mit beiden Händen an der Stuhllehne fest. Das rechte Bein, Standbein, ist leicht gebeugt. Ziehen Sie die linke Fußspitze Richtung Nase an. Heben und senken Sie das linke Bein ca. 20-40 cm gestreckt nach vorne auf und ab.

Ziel der der Übungen Nr. 40-43:

- Kräftigung der Oberkörpermuskulatur.

Überkopf-Armzug

40

Kräftigung der Schultergürtelmuskulatur

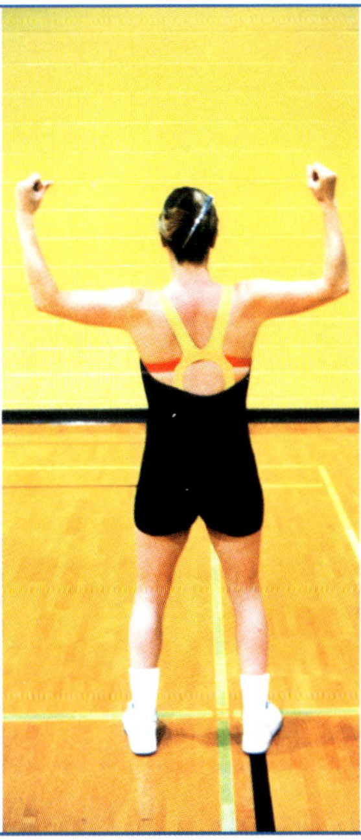

Stellen Sie die Beine leicht gebeugt und hüftbreit geöffnet auf. Die Knie stehen in einer gedachten Linie über den Fußspitzen. Heben Sie beide Oberarme auf Schulterhöhe an und winkeln Sie die Unterarme im Ellbogengelenk 90° ab, sodass die Hände zur Decke zeigen. Strecken Sie beide Unterarme nach oben, ohne die Arme ganz durchzustrecken. Ziehen Sie beide Ellbogen bis auf Schulterhöhe wieder nach unten. Atmen Sie beim Herabziehen der Arme aus. Heben und senken Sie die Arme gleichmäßig.

Dehnung Schultergürtelmuskulatur

41

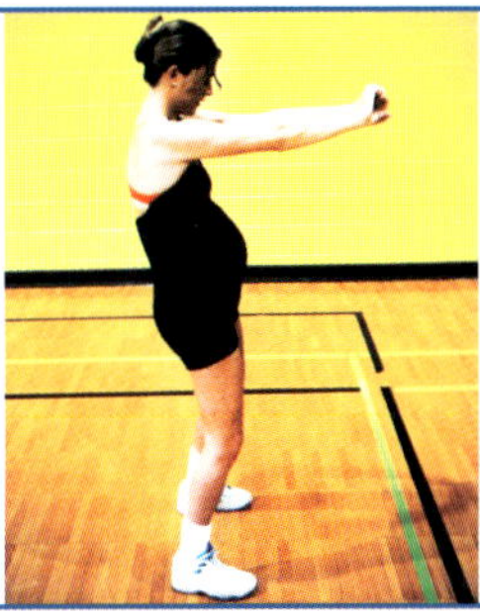

Ausgangsposition wie zuvor. Führen Sie beide Arme vor dem Körper auf Schulterhöhe zusammen. Fassen Sie die Hände und ziehen Sie mit Gefühl beide Arme etwas nach vorne. Runden Sie die Schultern und neigen Sie Ihr Kinn auf die Brust.

42

Liegestütz gegen die Wand

Kräftigung der Brustmuskulatur

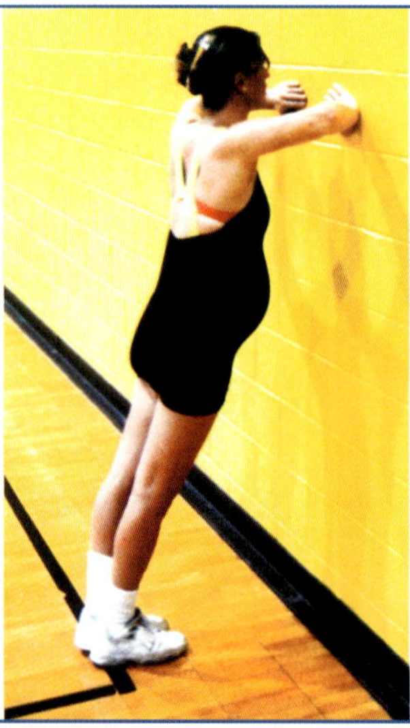

Stellen Sie sich ca. eine Schrittlänge entfernt mit dem Gesicht zur Wand auf. Die Beine sind gestreckt und stehen geschlossen nebeneinander. Führen Sie die Hände auf Brusthöhe an die Wand. Halten Sie die Ellbogen auf Schulterhöhe. Beugen Sie beide Arme, sodass Ihre Nase fast die Wand berührt, strecken Sie dann langsam die Arme wieder aus.

43

Dehnung Brustmuskulatur

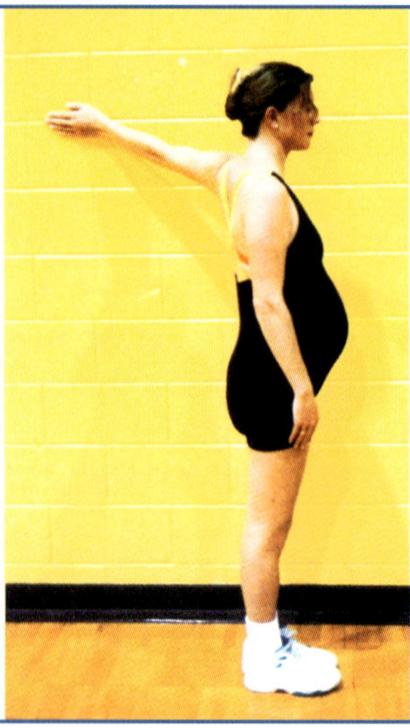

Stellen Sie sich seitlich mit ca. 20-30 cm Abstand an eine Wand. Die Beine sind gestreckt und stehen geschlossen nebeneinander.

Führen Sie den wandnahen Arm gestreckt etwas über Schulterhöhe an die Wand und halten Sie die Dehnung.

Ziel der der Übungen Nr. 44-45:

- Dehnung der Beinmuskulatur.

Dehnung Hüftbeuger

44

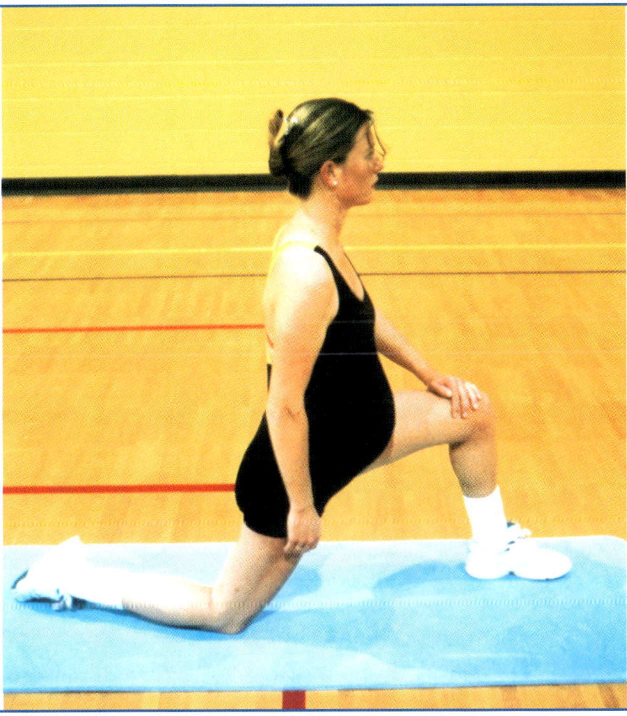

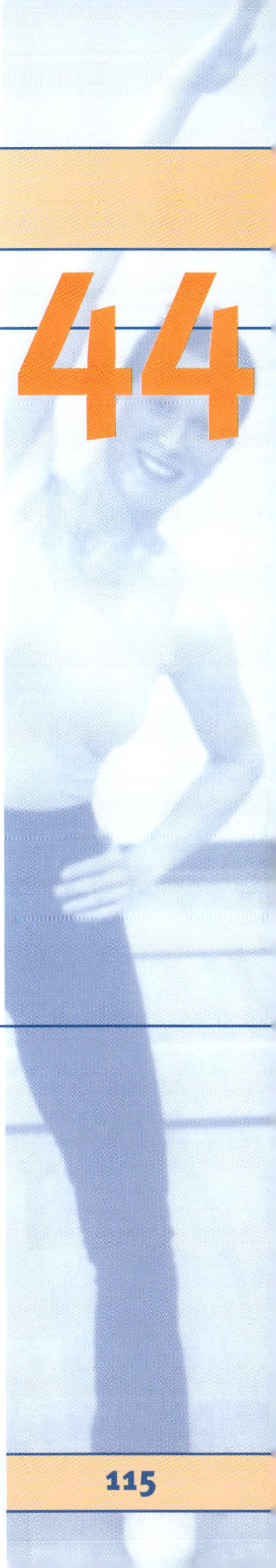

Knien Sie sich in Schrittstellung auf den Boden. Stellen Sie das linke Bein weit nach vorne auf. Beugen Sie das vordere Bein im Kniegelenk mit 90-120°. Stützen Sie eine oder beide Hände auf dem linken Oberschenkel ab. Schieben Sie das rechte Bein weit nach hinten, der Unterschenkel liegt auf dem Boden. Richten Sie Ihr Becken auf und schieben Sie das Gesäß etwas nach vorne. Führen Sie das rechte Bein so weit nach hinten, dass Sie auf der Oberschenkelvorderseite und in der Hüftbeuge des hinteren Beins ein leichtes Ziehen wahrnehmen.

45

Dehnung Beinanzieher

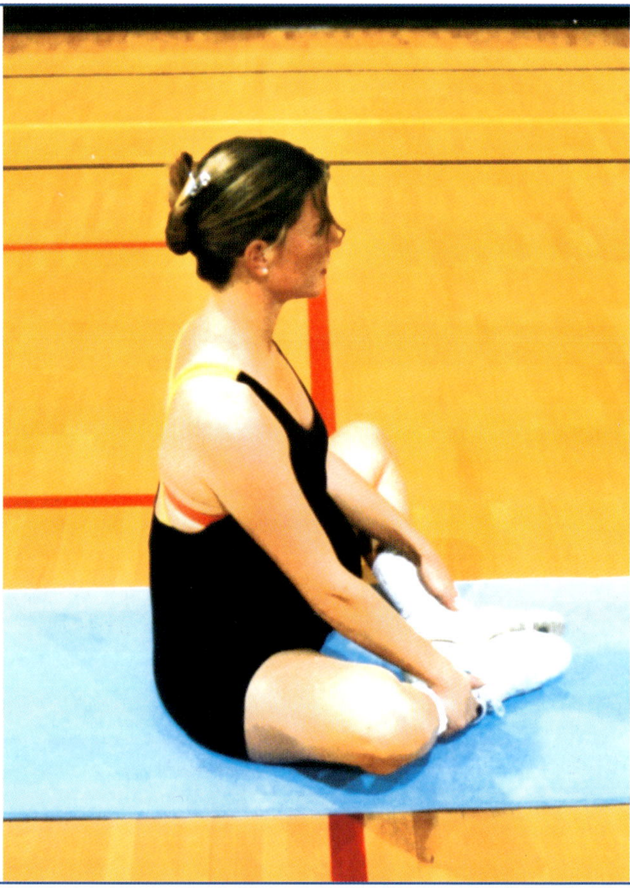

Setzen Sie sich aufrecht auf den Boden und winkeln Sie beide Beine an, sodass die Fußflächen sich berühren. Halten Sie den Rücken gerade. Lassen Sie beide Knie langsam nach außen fallen. Wenn Sie die Dehnung verstärken möchten, drücken Sie die Knie mit den Händen sanft nach unten.

Ziel der der Übungen Nr. 46-49:

- Kräftigung der Rumpfmuskulatur.

Crunch quer

46

Kräftigung der quer liegenden Bauchmuskeln

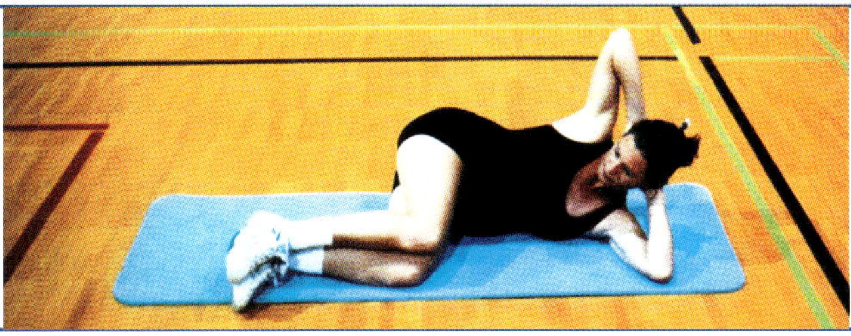

Legen Sie sich auf die linke Körperseite und winkeln Sie beide Beine an. Die Beine sind im Huft- und Kniegelenk rechtwinklig gebeugt. Verschränken Sie beide Arme hinter dem Kopf, die Ellbogen zeigen nach außen. Heben und senken Sie die rechte Oberkörperseite langsam auf und ab. Atmen Sie aus, wenn Sie den Oberkörper anheben.

Bein anheben

47

Kräftigung der unteren Rückenmuskulatur

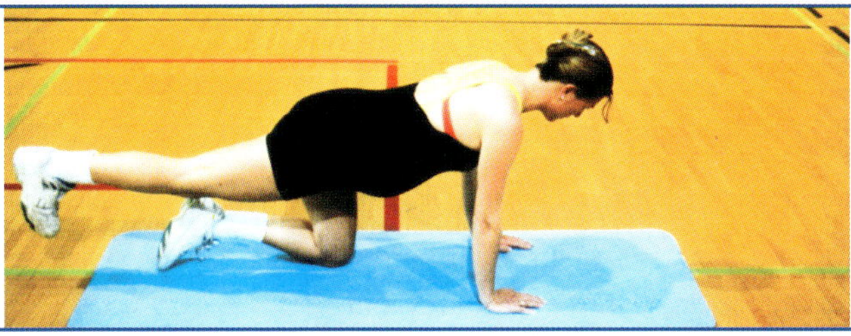

Knien Sie sich im Vierfüßler- oder Unterarmstand auf den Boden. Halten Sie den Rücken gerade und spannen Sie Bauch und Gesäß an. Heben Sie das rechte Bein gestreckt bis zur Waagerechten an und senken Sie das rechte Bein langsam auf und ab. Die Fußspitze zeigt zum Boden.

48

Arm anheben

Kräftigung der oberen Rückenmuskulatur

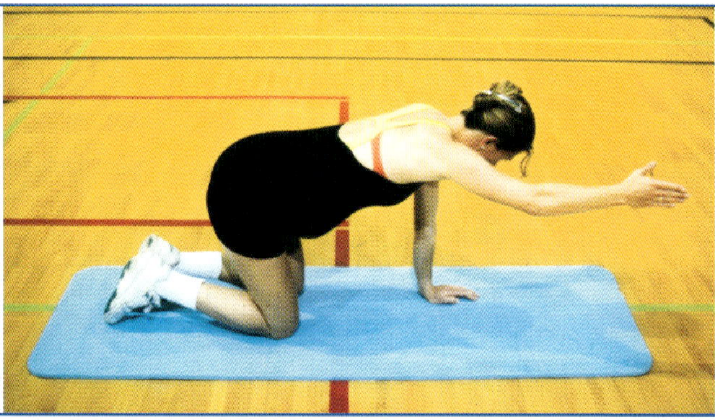

Ausgangsposition wie zuvor. Heben Sie den rechten Arm, der leicht gebeugt ist, bis auf Ohrhöhe an. Blicken Sie dabei gerade nach unten, sodass Ihre Nackenmuskulatur nicht überstreckt ist. Halten Sie die Position 10 s, wechseln Sie dann die Seite.

49

Dehnung Rückenstrecker

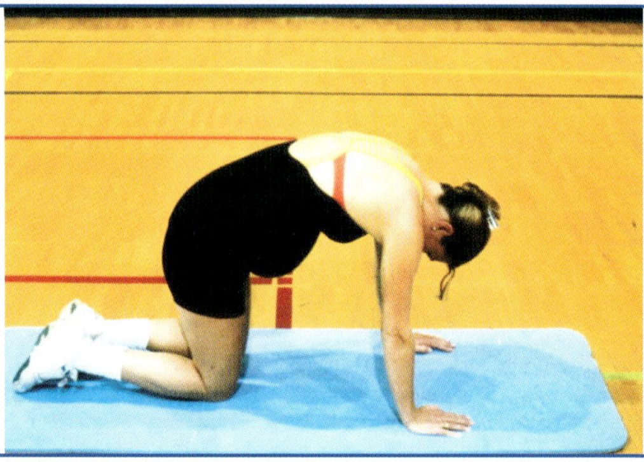

Ausgangsposition wie zuvor. Machen Sie den Rücken ganz rund. Senken Sie das Kinn nach unten zum Brustbein. Atmen Sie tief und ruhig.

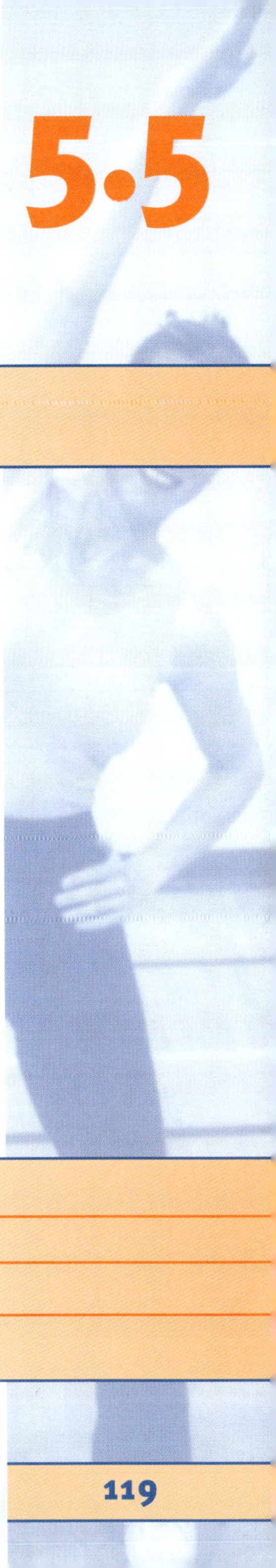

5.5

Muskeltraining im 3. Trimenon, Übungen mit dem Sitzball

Schwere Phase: 8.-10. Schwangerschaftsmonat
Phase zunehmender Unbeweglichkeit

Muskelübungen zur Linderung der Rückenschmerzen auf Grund der verstärkten Lendenlordose, Geburtsvorbereitung

Besonders in den letzten Monaten der Schwangerschaft, wenn das Gewicht und der Umfang des Bauchs zunimmt, ist ein Muskeltraining im Sitzen angenehmer und ermüdungsfreier durchführbar. Der Sitzball ermöglicht eine Vielzahl von Übungen und ist ideal, um Rückenschmerzen vorzubeugen bzw. zu lindern. Sollten Sie keinen Ball zu Hause haben, können Sie alternativ einen Stuhl verwenden.

Der Sitzball ist in verschiedenen Größen erhältlich und sollte der Körpergröße angepasst sein. Wenn Sie auf dem Ball sitzen, sollte die Kniebeugung ca. 95° betragen, die Linie Oberschenkel-Knie sollte leicht abfallend sein.

Richtwerte für den Durchmesser des Sitzballs:

Körpergröße	Durchmesser des Balls
bis 155 cm	55 cm
bis 170 cm	65 cm
ab 175 cm	75 cm

Hinweise zum Training mit dem Sitzball:

- Achten Sie darauf, dass der Ball nicht großer Hitze und scharfen Gegenständen ausgesetzt ist.
- Kontrollieren Sie den Ball auf Schrammen und Risse, bevor Sie ihn benutzen.
- Um ein Wegrollen des Balls zu verhindern, können Sie einen Tennisring oder eine spezielle Halterung unterlegen.
- Machen Sie sich vor den Übungen erst mit dem Ball vertraut.
- Achten Sie auf eine aufrechte Körperhaltung, wenn Sie auf dem Ball sitzen. Die Wirbelsäule sollte bei allen Übungen aufrecht und das Becken leicht gekippt sein.
- Führen Sie alle Übungen langsam, bewusst und kontrolliert aus.

Übungsausführung: Wiederholen Sie die Übungen zur Mobilisierung der Wirbelsäule 10-15 x, die Kräftigungsübungen 6-10 x. Halten Sie die Dehnübungen für 10 s. Wiederholen Sie jede Übung 2-3 x und führen Sie jede Übung für die rechte und linke Körperseite aus.

Ziel der der Übungen Nr. 50-53:

- Mobilisation der Wirbelsäule.

Strecken

50

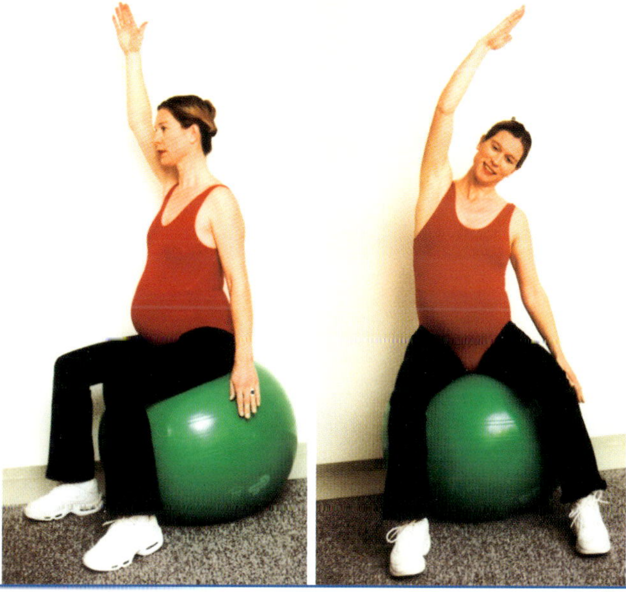

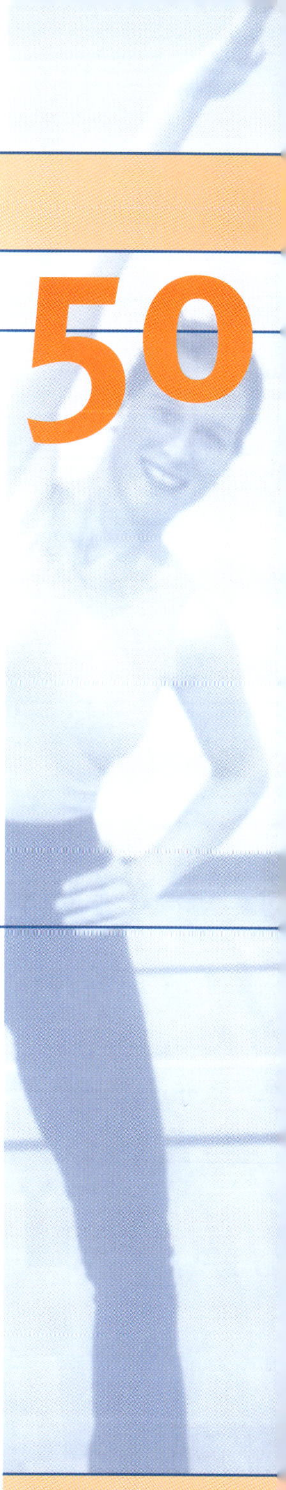

Sie sitzen aufrecht auf dem Ball, beide Füße stehen fest auf dem Boden, die Füße etwas mehr als hüftbreit auseinander, die Fersen befinden sich unter den Knien. Schultern und Arme hängen locker herab. Atmen Sie ein und strecken Sie einen Arm am Ohr vorbei nach oben, den anderen Arm nach unten. Halten Sie die Position für ca. 10 s. Atmen Sie gleichmäßig ein und aus.

Variation:

Ausgangsposition wie zuvor. Bei der Einatmung strecken Sie den rechten Arm am Ohr vorbei nach oben, den linken nach unten. Bei der Ausatmung neigen Sie den Oberkörper etwas zur linken Seite. Bei der nächsten Einatmung strecken Sie den linken Arm nach oben.

51

Oberkörperseitneigen

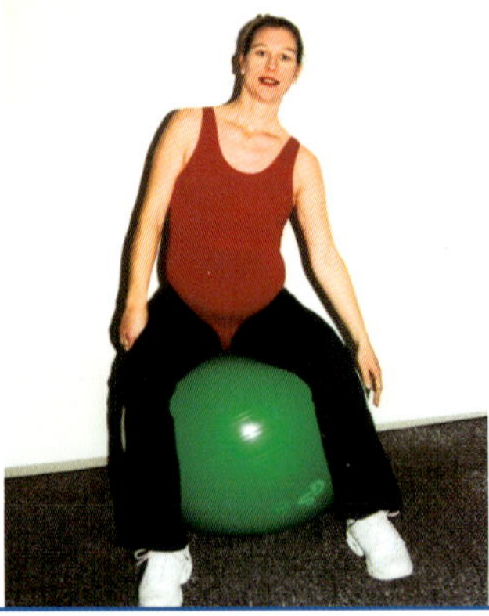

Ausgangsposition wie zuvor. Fixieren Sie das Becken und neigen Sie den Oberkörper zur Seite. Wechseln Sie dann geschmeidig zur anderen Seite. Führen Sie die Bewegung langsam und ruhig aus.

52

Beckenschwingen

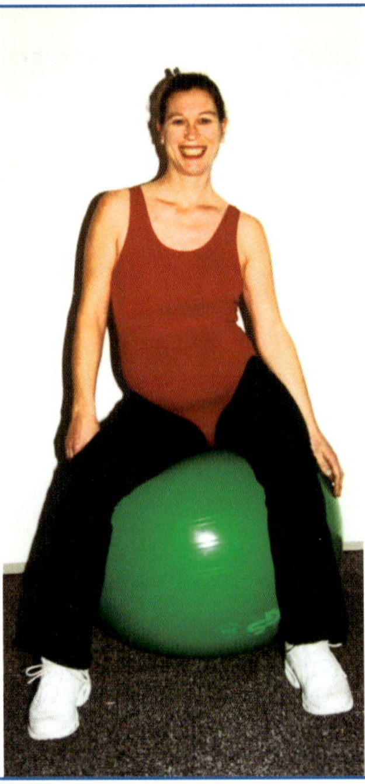

Sie sitzen aufrecht auf dem Ball, beide Füße stehen fest auf dem Boden, die Füße etwas mehr als hüftbreit auseinander, die Fersen befinden sich unter den Knien. Schultern und Arme hängen locker herab. Sie fixieren den Oberkörper und die Schultern. Schwingen Sie das Becken langsam von der rechten zur linken Seite. Achten Sie darauf, dass sich nur Ihr Becken bewegt, Oberkörper und Schultern bleiben ruhig.

Beckenkippen und -aufrichten

53

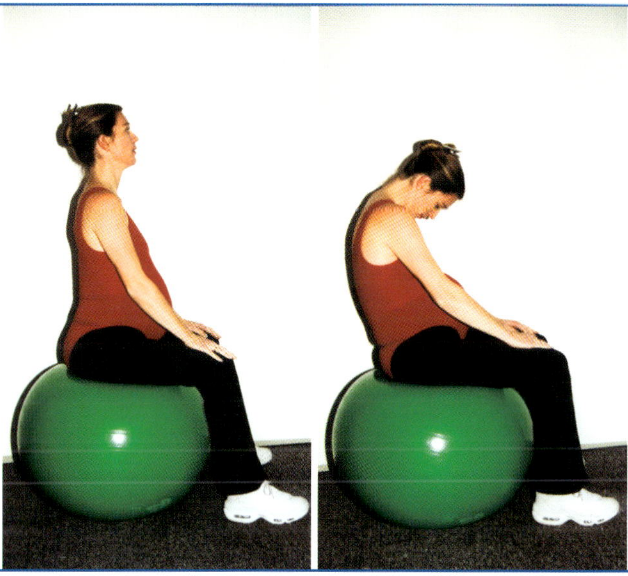

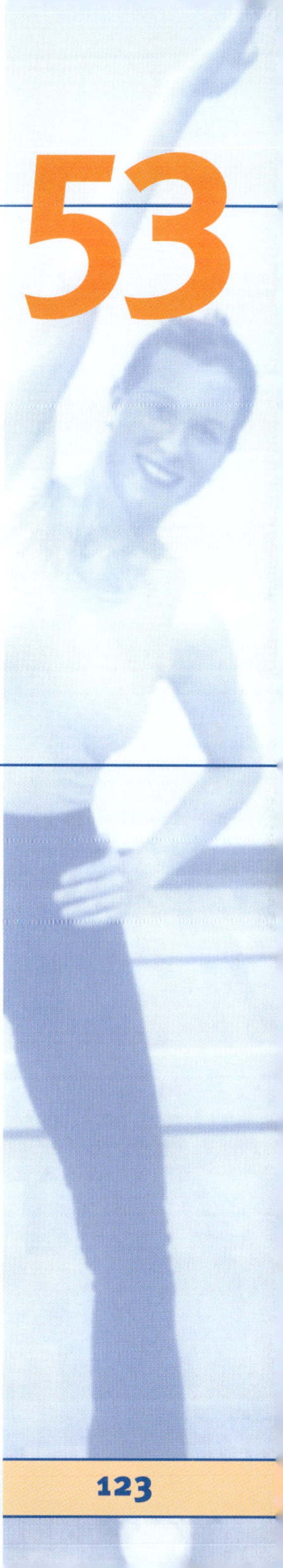

Ausgangsposition wie zuvor. Legen Sie beide Hände auf die Oberschenkel. Fixieren Sie Oberkörper und Schultern.

Becken kippen

Sie spannen die Gesäßmuskeln an und rollen mit dem Gesäß über den Ball nach hinten. Das Becken wird gekippt und Sie sitzen nun leicht im Hohlkreuz.

Becken aufrichten

Sie richten das Becken auf, indem Sie die Gesäßmuskeln entspannen und das Gesäß nach vorne schieben. Die Lendenlordose flacht sich ab, der untere Rücken ist leicht gerundet. Arbeiten Sie nur mit dem Becken und halten Sie Ihren Oberkörper ruhig.

Ziel der der Übungen Nr. 54-55:

- Aktivierung der Beinmuskulatur.

54

Fersenheben sitzend

Aktivierung des venösen Blutflusses

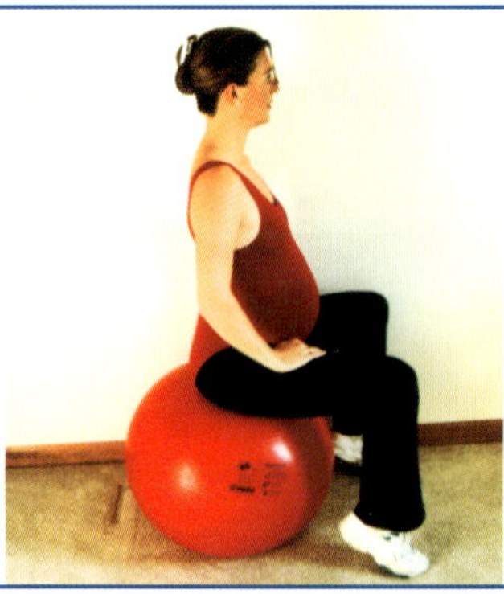

Sie sitzen aufrecht auf dem Ball, beide Füße stehen fest auf dem Boden, etwas mehr als hüftbreit auseinander, die Fersen befinden sich unter den Knien. Heben und senken Sie gleichzeitig beide Fersen an und ab.

55

Dehnung Kniebeuger

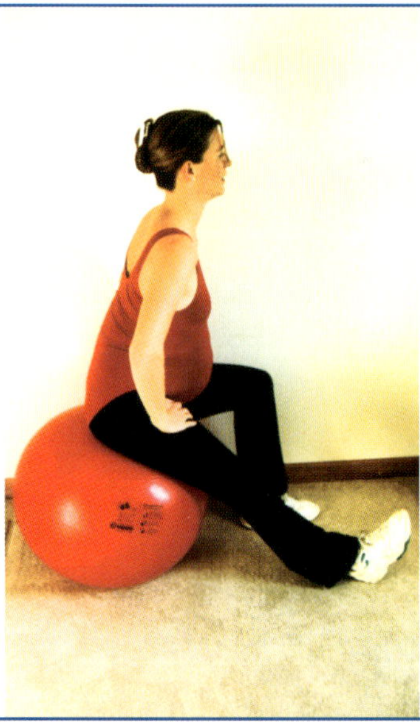

Stellen Sie das linke Bein fest vor dem Ball auf den Boden auf. Strecken Sie das rechte Bein nach vorne und ziehen Sie die Fußspitze Richtung Nasenspitze. Legen Sie die Hände locker auf die Oberschenkel. Beugen Sie den Oberkörper mit geradem Rücken so weit nach vorne, dass Sie auf der Rückseite des rechten Beins eine leichte Dehnung wahrnehmen.

Ziel der der Übungen Nr. 56-58:

- Kräftigung der Oberkörpermuskulatur.

Armkreisen

Kräftigung der Schultergürtelmuskulatur

56

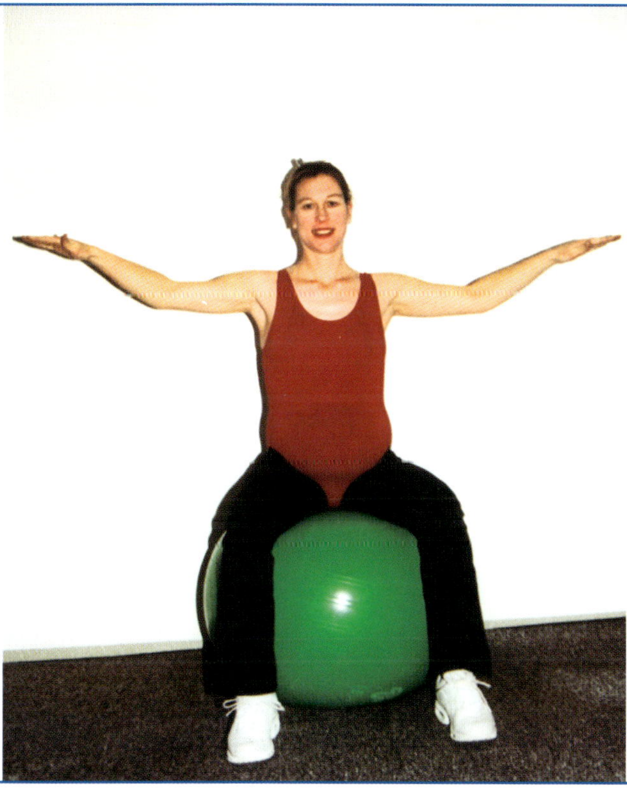

Sie sitzen aufrecht auf dem Ball, beide Füße stehen fest auf dem Boden, die Füße etwas mehr als hüftbreit auseinander, die Fersen befinden sich unter den Knien. Heben Sie beide Arme seitlich bis auf Schulterhöhe an und führen Sie kleine Kreisbewegungen erst mit und dann gegen den Uhrzeigersinn aus. Um die Gelenke zu schonen, bleiben die Arme im Ellbogengelenk leicht gebeugt.

57

Mini-Butterfly

Kräftigung der Brustmuskulatur

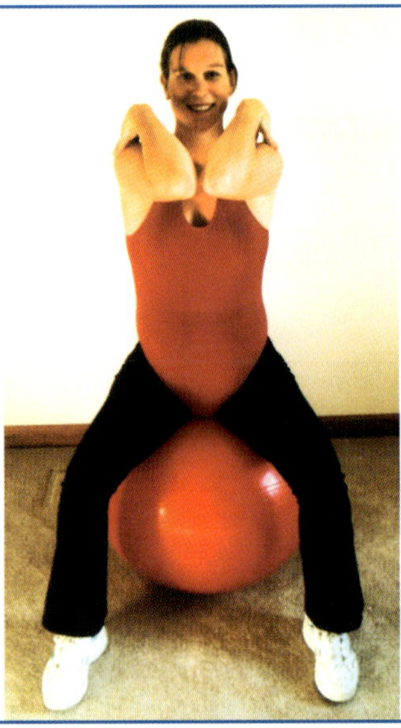

Ausgangsposition wie zuvor. Heben Sie beide Oberarme auf Schulterhöhe an. Winkeln Sie die Unterarme rechtwinklig ab, sodass die Hände zur Decke zeigen. Führen Sie gleichzeitig beide Ellbogen vor der Brust auf Schulterhöhe zusammen. Öffnen Sie die Arme langsam wieder bis zur Schulterachse. Atmen Sie aus, wenn Sie die Arme vor dem Körper schließen.

58

Dehnung Schultergürtelmuskulatur

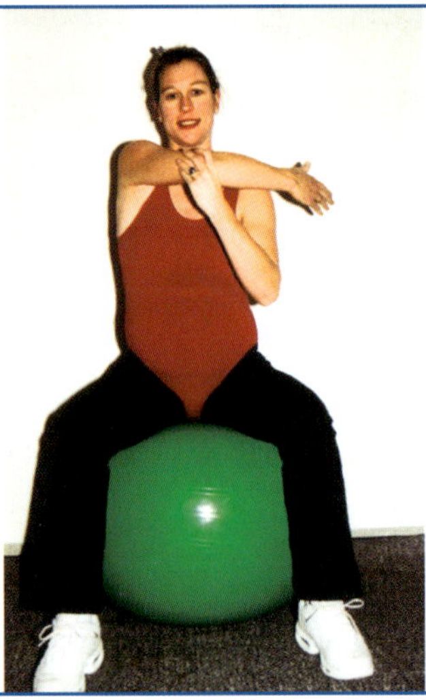

Ausgangsposition wie zuvor. Ziehen Sie den rechten Arm unter dem Kinn langsam zur linken Seite. Fassen Sie mit der linken Hand an das rechte Ellbogengelenk und führen Sie mit Gefühl den rechten Arm noch ein wenig mehr zur linken Seite. Der Arm bleibt im Ellbogengelenk leicht gebeugt.

Ziel der der Übungen Nr. 59-60:

- Kräftigung der Rumpfmuskulatur.

Crunch quer

Kräftigung der quer liegenden Bauchmuskeln

59

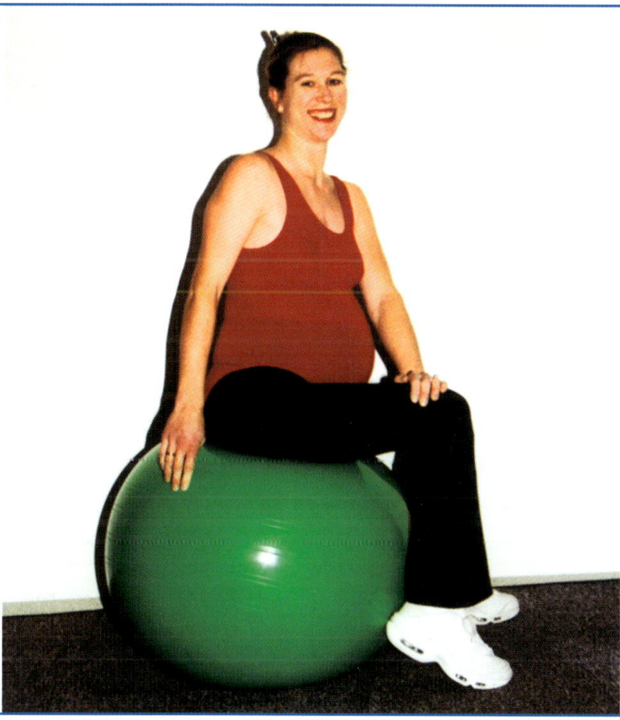

Sie sitzen aufrecht auf dem Ball, beide Füße stehen fest auf dem Boden, die Füße etwas mehr als hüftbreit auseinander, die Fersen befinden sich unter den Knien. Heben Sie die rechte Ferse etwas vom Boden ab und legen Sie die linke Hand auf das rechte Knie. Drücken Sie mit der Hand gegen das Knie und mit dem Knie gegen die Hand. Halten Sie die Anspannung für 10 s, wechseln Sie dann die Seite.

60

Rückenstrecker

Kräftigung der gesamten Rückenmuskulatur

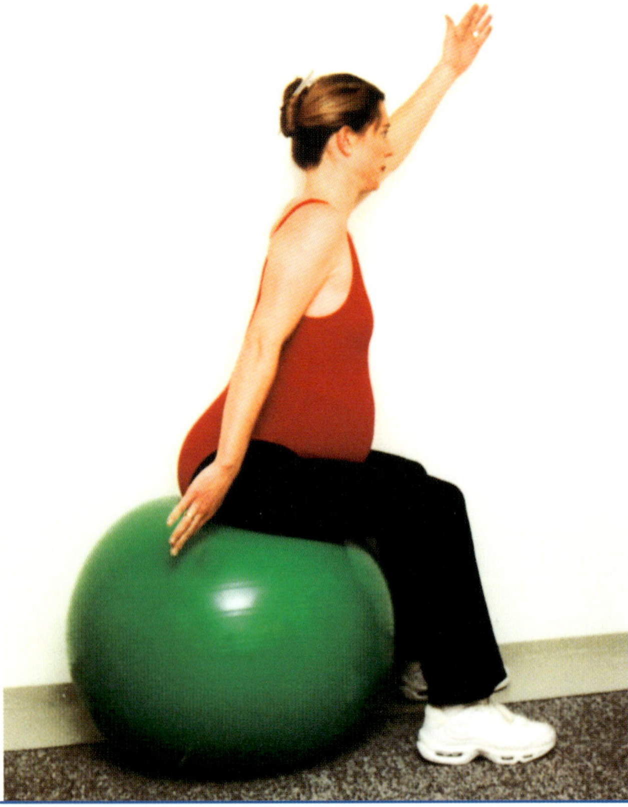

Ausgangsposition wie zuvor. Ihr Rücken ist vollkommen gerade. Beugen Sie Ihren Oberkörper ganz gestreckt ein wenig nach vorne. Neigen Sie den Oberkörper nur so weit nach vorne, dass Sie Ihren Rücken gerade halten können. Strecken Sie den rechten Arm seitlich am Körper vorbei nach hinten, den linken am Ohr vorbei nach vorne. Halten Sie die Position für 10 s. Atmen Sie gleichmäßig. Wiederholen Sie die Übung 3-6 x.

Ziel der der Übungen Nr. 61-63:

- Ausklang und Geburtsvorbereitung.

Dehnung Brustmuskulatur

61

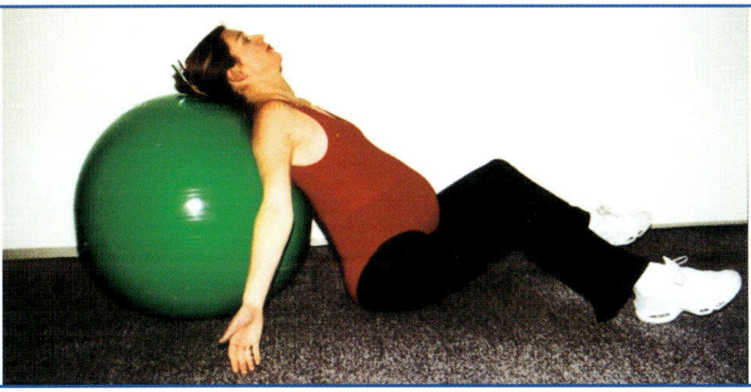

Setzen Sie sich bequem vor den Ball und stellen die Beine gebeugt an. Legen Sie die Arme leicht gestreckt in V-Position nach hinten auf den Ball. Legen Sie den Kopf auf dem Ball ab. Damit der Ball nicht wegrollt, können Sie ihn gegen die Wand anlehnen.

Dehnung Schultergürtel- und Rückenmuskulatur

62

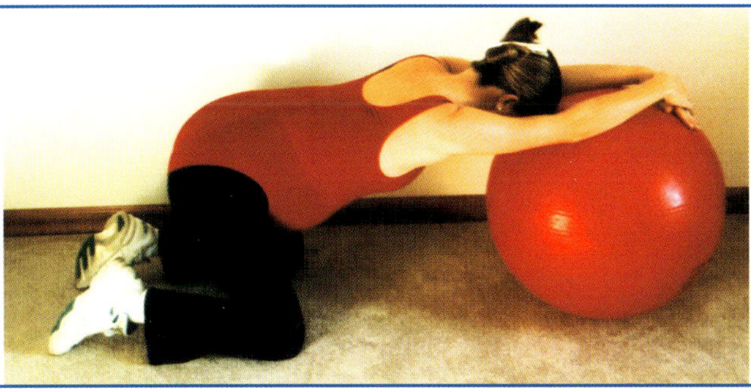

Knien Sie sich vor den Ball und legen Sie beide Arme gestreckt nebeneinander vorne auf den Ball. Atmen Sie tief und ruhig ein und aus und entspannen Sie sich.

63

Entspannung und Geburtsvorbereitung

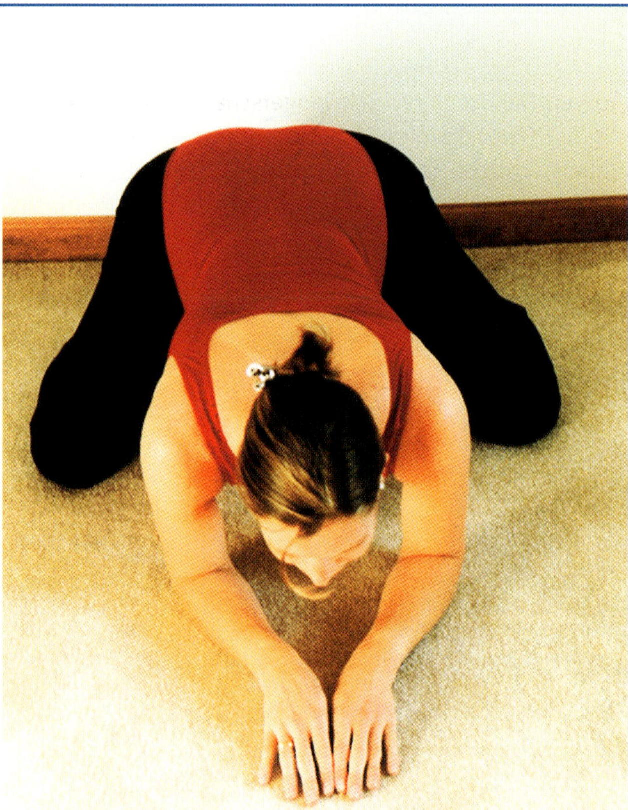

Knien Sie sich auf den Boden und stützen Sie sich mit den Unterarmen ab. Ihr Rücken ist vollkommen gestreckt. Öffnen Sie langsam die Beine nach außen. Lassen Sie Ihren Bauch entspannt nach unten fallen. Diese Position ist auch sehr entspannend kurz vor der Entbindung.

Fitnesstraining an Maschinen

5.6

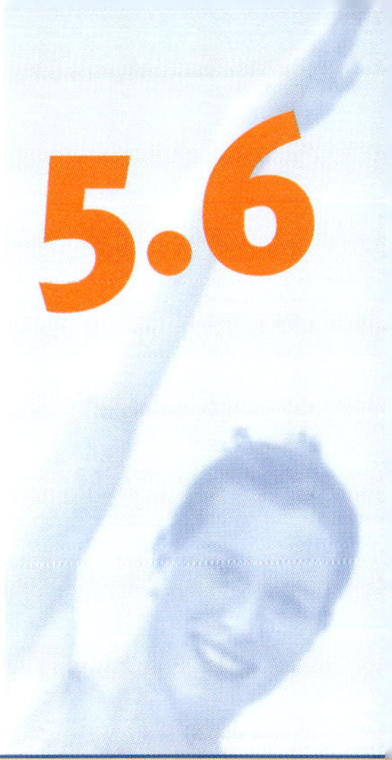

Sollten Sie vor Ihrer Schwangerschaft bereits regelmäßig ein Gerätetraining in einem Fitnessstudio absolviert haben, können Sie dies weiter fortführen. Vorausgesetzt, Sie absolvieren ein gesundheitsorientiertes Kraftausdauertraining. Verzichten Sie auf ein Schnellkraft-, Maximalkraft- oder Bodybuildingtraining.

Beachten Sie beim Gerätetraining folgende Trainingstipps:

- Arbeiten Sie an Maschinen, an denen Sie Ihre Bewegungen langsam und kontrolliert ausführen können.
- Achten Sie auf eine korrekte Bewegungsausführung.
- Reduzieren Sie die Gewichte um 50 %.
- Reduzieren Sie die Anzahl der Serien und Wiederholungen.
- Heben Sie nicht über Kopfhöhe.
- Vermeiden Sie extreme Gelenkbelastungen.
- Verzichten Sie auf tiefe Kniebeugen und starkes Beinpressen.
- Vermeiden Sie eine Pressatmung und atmen Sie gleichmäßig.
- Vermeiden Sie ab dem fünften Schwangerschaftsmonat die Bauch- und Rückenlage.
- Verzichten Sie ab dem siebten Schwangerschaftsmonat auf das Gerätetraining.

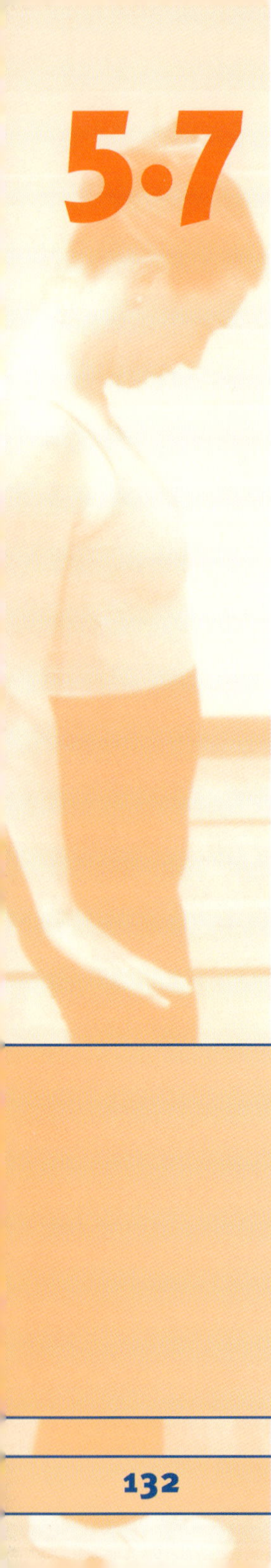

5·7 Beckenbodengymnastik

Kegelübungen trainieren die Beckenbodenmuskeln und bereiten diese auf die Geburt vor. Die Muskeln des Beckenbodens üben eine wichtige Stütz- und Haltefunktion aus. Die Öffnungen des Beckenbodens sind die Harnröhre, die Scheide und der Enddarm. In der Schwangerschaft wird die Gebärmutter mit Plazenta, Fruchtwasser und Fetus von den Muskeln des Beckenbodens gestützt und vom knöchernen Becken getragen.

Die Beckenbodenmuskeln leisten bei der Entbindung die Hauptarbeit. Damit die Muskeln des Beckenbodens während der Geburt optimal arbeiten können, müssen sie darauf vorbereitet und trainiert werden. Einerseits müssen sie kräftig sein, andererseits müssen sie weich und dehnbar bleiben, um dem Baby beim Austritt ausreichend Platz zu bieten. Von daher gilt es, beides zu trainieren: Kraft- und Entspannungsfähigkeit.

Nach der Geburt vermeiden diese Muskeln eine Gebärmuttersenkung und Harninkontinenz. Die Kegelübungen erweitern das Körpergefühl im Beckenboden, sensibilisieren und trainieren die Muskeln. Diese Muskeln sind auch für das sexuelle Lustempfinden der Frau maßgebend.

Übungsanleitung:
Zunächst beginnen Sie die Übungen im Sitzen, später können Sie diese auch im Stehen oder in der tiefen Pliéposition ausführen. Diese Übungen können Sie jederzeit praktizieren, während des Autofahrens, bei der Arbeit oder beim Einkaufen. Niemals sollten Sie diese Übungen jedoch auf der Toilette machen, wenn Sie wirklich urinieren müssen, da Sie sonst eine Blaseninfektion verursachen können. Wiederholen Sie die Übung 10-15 x, mindestens 5 x täglich.

64

10-Sekunden-Stopp

Sie sitzen bequem auf einem Stuhl, der Rücken ist gestützt, die Beine stehen nebeneinander. Entspannen Sie die Bauchmuskeln. Nun stellen Sie sich vor, Sie müssten Ihren Urin einhalten. Sie halten diese Anspannung für 10 s und lösen die Muskeln wieder. Wenn 10 s am Anfang des Trainings zu lange sind, beginnen Sie mit 5 s und steigern die Anspannungszeit allmählich. Entspannen Sie die Muskeln vollständig nach der Anspannung.

65

Aufzug

Ausgangsposition wie zuvor. Entspannen Sie die Bauchmuskeln. Stellen Sie sich einen Pfennig am Eingang Ihrer Scheide vor. Greifen Sie den Pfennig mit Ihren Beckenbodenmuskeln und transportieren ihn langsam höher in das fünfte Stockwerk, durch das erste Stockwerk, das zweite, dritte, vierte und fünfte und wieder langsam zurück ins Erdgeschoss. Danach entspannen Sie die Muskeln vollständig. Atmen Sie tief, ruhig und gleichmäßig und spüren Sie, wie der Beckenboden sich nach und nach mehr entspannt und sich öffnet.

6 Atmung und

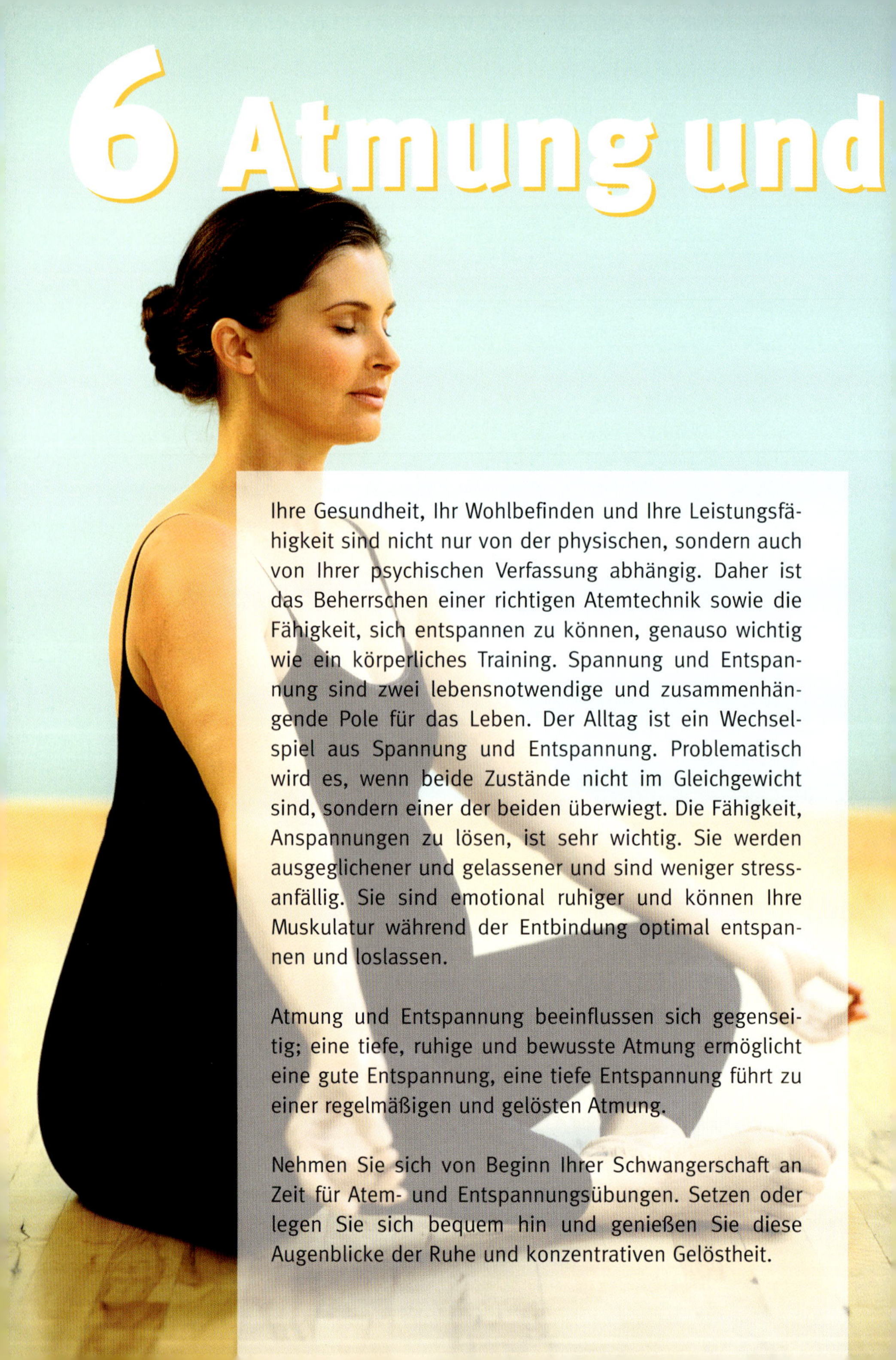

Ihre Gesundheit, Ihr Wohlbefinden und Ihre Leistungsfähigkeit sind nicht nur von der physischen, sondern auch von Ihrer psychischen Verfassung abhängig. Daher ist das Beherrschen einer richtigen Atemtechnik sowie die Fähigkeit, sich entspannen zu können, genauso wichtig wie ein körperliches Training. Spannung und Entspannung sind zwei lebensnotwendige und zusammenhängende Pole für das Leben. Der Alltag ist ein Wechselspiel aus Spannung und Entspannung. Problematisch wird es, wenn beide Zustände nicht im Gleichgewicht sind, sondern einer der beiden überwiegt. Die Fähigkeit, Anspannungen zu lösen, ist sehr wichtig. Sie werden ausgeglichener und gelassener und sind weniger stressanfällig. Sie sind emotional ruhiger und können Ihre Muskulatur während der Entbindung optimal entspannen und loslassen.

Atmung und Entspannung beeinflussen sich gegenseitig; eine tiefe, ruhige und bewusste Atmung ermöglicht eine gute Entspannung, eine tiefe Entspannung führt zu einer regelmäßigen und gelösten Atmung.

Nehmen Sie sich von Beginn Ihrer Schwangerschaft an Zeit für Atem- und Entspannungsübungen. Setzen oder legen Sie sich bequem hin und genießen Sie diese Augenblicke der Ruhe und konzentrativen Gelöstheit.

Entspannung

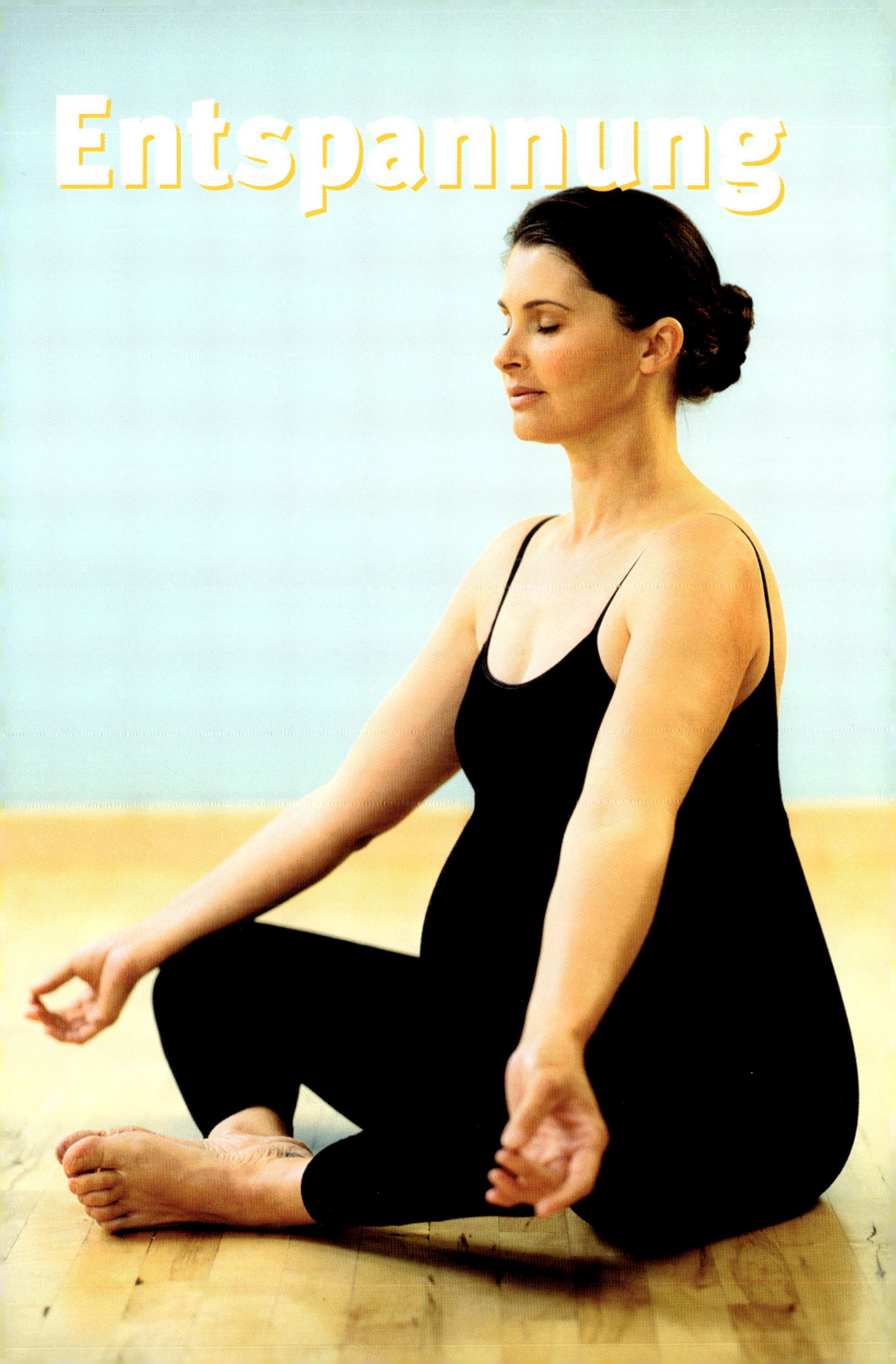

Atmung

Die Atmung erfolgt in der Regel automatisch und unbewusst, ein Reflex seit Beginn des Lebens. Im Fitnesstraining und besonders in der Entspannung wird versucht, sich der Atmung bewusst zu werden, die Atmung willentlich zu steuern. Durch eine kontrollierte Atemtechnik werden im Fitnesstraining die Belastungsspitzen auf die Atmung abgestimmt, bei der Entspannung wird durch den richtigen Atemrhythmus erst der eigentliche Entspannungseffekt erzielt und bei der Entbindung die Geburt des Babys erleichtert.

Die Atmung umfasst

- den Transport des Sauerstoffs zu den Körperzellen.
- den Abtransport des Kohlendioxids von den Körperzellen.
- die Verbrennung der Nährstoffe.

Eine optimale Atmung

- sorgt für eine gute Sauerstoffversorgung im Körper der Mutter und des Fetus.
- begünstigt die Stoffwechselprozesse.
- versorgt das Sonnengeflecht.
- steigert die körperliche Leistungsfähigkeit.
- erhöht die Entspannungsfähigkeit.
- unterstützt und erleichtert die Geburtsarbeit.

Es werden zwei Arten von Atmung unterschieden; die Bauch- und die Brustatmung. Beide Grundatmungen eignen sich gut für die Eröffnungswehen. Bei beiden Atemtechniken wird der Brustraum erweitert.

Die **Bauchatmung** ist die einfachste Form, um ein Bewusstsein für die Atmung zu entwickeln. Bei der Einatmung sollte der Bauch sich nicht nach außen wölben, sondern nur anfüllen, Schultern und Brustkorb bleiben fast völlig unbeweglich. Die Einatmung erfolgt durch die Nase, durch den leicht verschlossenen Mund wird die Luft langsam ausgeströmt.

Stellen Sie sich vor, Luft strömt zunächst in Ihren Bauchraum, bis dieser gefüllt ist, dann läuft ein „Wasserglas“ über und ganz langsam aus. Es handelt sich dabei um ein ganz kontrolliertes „Ablassen“. Sie steuern die Ausatmung. Sie atmen stets ruhig und im gleichen Tempo ein und aus, die Ausatmung sollte hörbar sein.

Bei der **Brustatmung** geschieht diese Ausweitung durch ein Anheben der Rippen über die Zwischenrippenmuskulatur. Bei der Einatmung hebt sich der Brustkorb und nicht der Bauch an. Im Gegensatz zur Bauchatmung wird bei der Brustatmung etwas rhythmischer gearbeitet.

Das Einatmen ist kurz und voller, dann verharren Sie für ca. 20 s, bevor Sie ganz langsam die Luft wieder ausströmen lassen. Während die Einatmung einen aktiven Vorgang darstellt, erfolgt die Ausatmung passiv.

- Bei der Einatmung hebt sich der Brustkorb, das Zwerchfell senkt sich.
- Bei der Ausatmung senkt sich der Brustkorb, das Zwerchfell hebt sich.

In Ruhe werden ca. 12-18 Atemzüge pro Minute benötigt, um den Sauerstoffbedarf einer erwachsenen Frau zu decken. In der späteren Schwangerschaft ist die Einatmung durch die wachsende Gebärmutter behindert, sodass 24-28 Atemzüge nötig sind, um ausreichend Sauerstoff aufzunehmen.

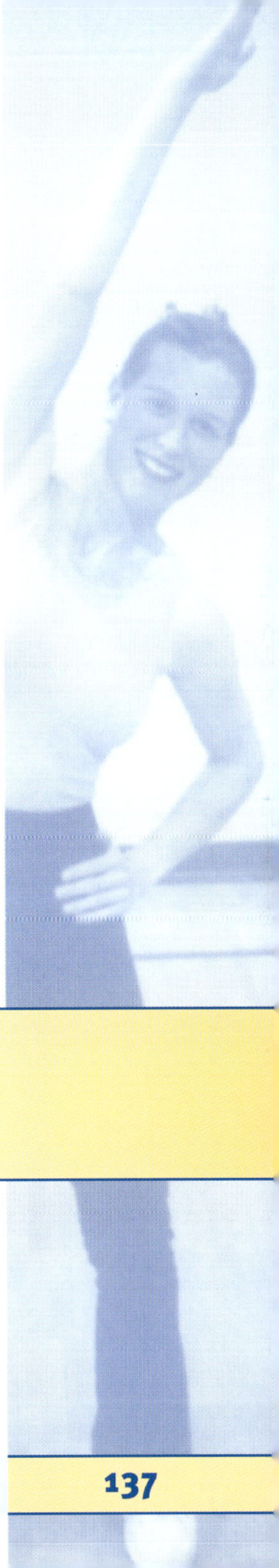

Atmung während der Entbindung

In der Eröffnungsphase, bis der Muttermund auf 10 cm geöffnet ist, können Sie entweder die Bauch- oder die Brustatmung benutzen. Atmen Sie tief und gleichmäßig. „Ruhig ein – langsam und tief aus." Atmen Sie stets ruhig und rhythmisch. Sie können Ihre Atmung mit einem Wort begleiten, z. B. Baby: Einatmung – Ba-, Ausatmung – by.

Wenn die ersten Wehen einsetzen, können Sie, um die Schmerzen zu lindern, die Hechelatmung ausüben. Die Luft wird hierbei in der Luftröhre nur hin- und hergeschoben. Es findet kein ausreichender Sauerstoff-Kohlendioxid-Austausch statt. Diese Atmung sollte daher immer nur sehr kurzfristig eingesetzt werden, z. B. nur, um den Druck auf den Beckenboden in der Pressphase (Austreibung) zu reduzieren oder um eine Wehe, in der man sich veratmet hat, abzuatmen. Wenn Sie hecheln müssen, versuchen Sie dies aber langsam und kontrolliert. Lassen Sie Ihr Gesicht locker, die Lippen leicht geöffnet. Atmen Sie leicht wie eine Feder, die durch den Raum segelt.

Zwischen den Wehen versuchen Sie, weiterhin die Bauchatmung auszuüben und ruhig und tief zu atmen, sich zu entspannen, um neue Kräfte zu sammeln, z. B. mit einer Bild- oder Musikmeditation.

In der dritten und letzten Phase, wenn die Presswehen einsetzen, sollten Sie nicht die Luft anhalten und pressen, sondern möglichst gleichmäßig tief und ruhig weiteratmen. Pressen Sie das Baby nicht heraus, sondern atmen Sie es heraus. Bei der Ausatmung spannen Sie Ihre Bauchmuskeln fest an, um das Baby weiter nach unten durch den Geburtskanal zu drücken. Gleichzeitig lösen und entspannen Sie die Beckenbodenmuskeln, um das Baby „ausströmen" zu lassen.

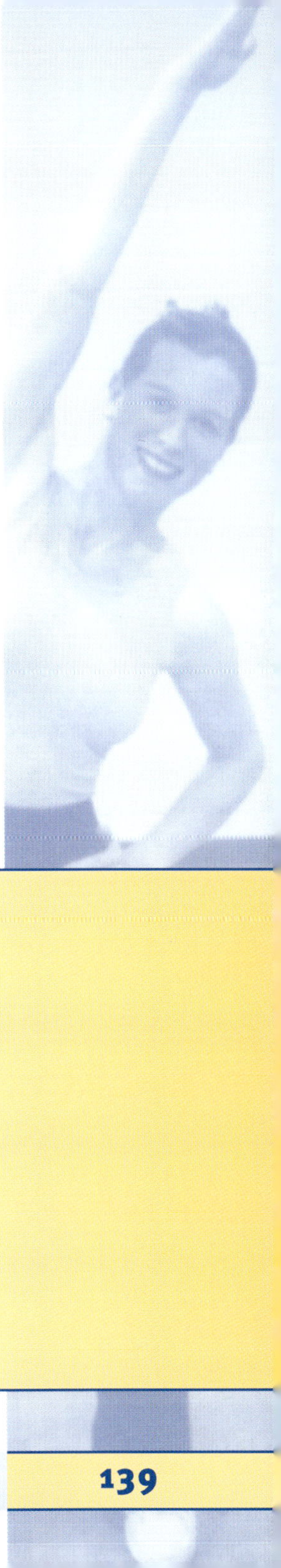

Entspannung

Entspannung wird als ein Zustand psychischer und physischer Gelöstheit verstanden. Die körperlichen Empfindungen der Entspannung werden als ein Gefühl der Wärme, Schwere oder Leichtigkeit wahrgenommen. Entspannung bedeutet, loslassen können, lösen eines angespannten Zustands und umschalten können auf Ruhe. Entspannung soll als ein angenehmes körperliches und geistiges Gefühl der Ruhe, Erholung und Konzentration auf sich selbst empfunden werden.

Ein Entspannungstraining ist nicht nur in Vorbereitung auf die Entbindung sinnvoll, sondern auch danach. Wenn das Baby da ist, verändert sich Ihr Alltag so sehr, dass Sie vielleicht mehr denn je unter Stress und nervöser Anspannung stehen. Im Entspannungstraining finden Sie die Ruhe und Gelassenheit, die Sie benötigen, um mit Ihren neuen Rollen als Mutter und Frau besser zurechtzukommen.

Positive Effekte von Entspannung

- Stärkung des Selbstvertrauens.
- Steigerung der psychischen und emotionalen Stabilität.
- Steigerung der Körperwahrnehmungsfähigkeit und Sensibilisierung für den Körper.
- Entwicklung einer besseren Selbsteinschätzung.
- Abbau von Stress und Ängsten.
- Entkrampfung des Körpers.
- Steuerung und Reduzierung der Geburtsschmerzen.
- Lernen, abschalten zu können, im ganzen Körper ruhiger, gelöster und gelassener zu werden.

Physiologische Reaktionen durch Entspannung

- Veränderungen in der Hirnstromaktivität, ähnlich wie im Schlafzustand. Reduzierung afferenter und efferenter Reize und Impulse.
- Atem- und Kreislaufregulation.
- Spannungsreduzierung der Skelettmuskulatur.
- Periphere Gefäßerweiterung und verbesserte Durchblutung.

Diese positiven Effekte von Entspannung sind besonders als Vorbereitung für und während der Entbindung sehr wichtig. Grundsätzlich sehen Sie gelassener, ruhiger und zuversichtlicher Ihrer Entbindung entgegen. Sie wissen, dass Sie Ihrem Körper vertrauen können, können Ängste und Schmerzen besser ertragen und steuern und so die Stresssituation für Ihren Körper möglichst gering halten. Angst hingegen und Unwissenheit über die Geburtsprozesse vergrößert die muskuläre und nervöse Anspannung.

Durch hohe körperliche Anspannung ermüden Sie allerdings leichter und Ihre Schmerztoleranz sinkt. In Stresssituationen schüttet der Körper Katecholamine aus, Epinephrin, das die Wehen reduziert und die Entbindung verlängert und kompliziert.

Welche Entspannungsmöglichkeiten gibt es?

Welche Entspannungsmethode für Sie in Frage kommt, ist von Ihrer Persönlichkeitsstruktur abhängig. Probieren Sie die verschiedenen Methoden aus und praktizieren Sie täglich die Entspannungsübung, die Ihnen am besten zusagt. Beginnen Sie vor jedem Entspannungstraining mit der Atemübung.

6.1

Atementspannung

Atemübung

Übungsanleitung:
Setzen Sie sich entspannt in einen Stuhl, legen Sie die Hände auf den Bauch und atmen Sie tief durch die Nase ein. Spüren Sie mit den Händen, wie der Brustkorb sich hebt und der Bauch sich anfüllt. Atmen Sie langsam durch Mund und Nase aus und lassen Sie die Luft langsam ausströmen. Nehmen Sie wahr, wie der Brustkorb sich senkt und der Bauch wieder flacher wird. Sie können die Ein- und Ausatmung auch mit einem Wort begleiten: z. B. Lösen. Bei der Einatmung sagen Sie in Gedanken LÖ, bei der Ausatmung SEN.

66

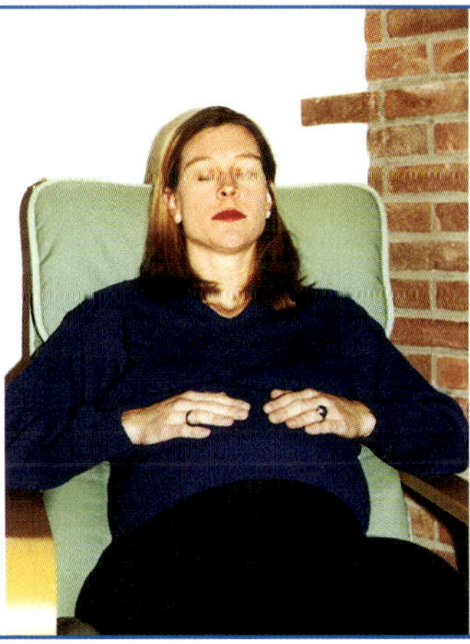

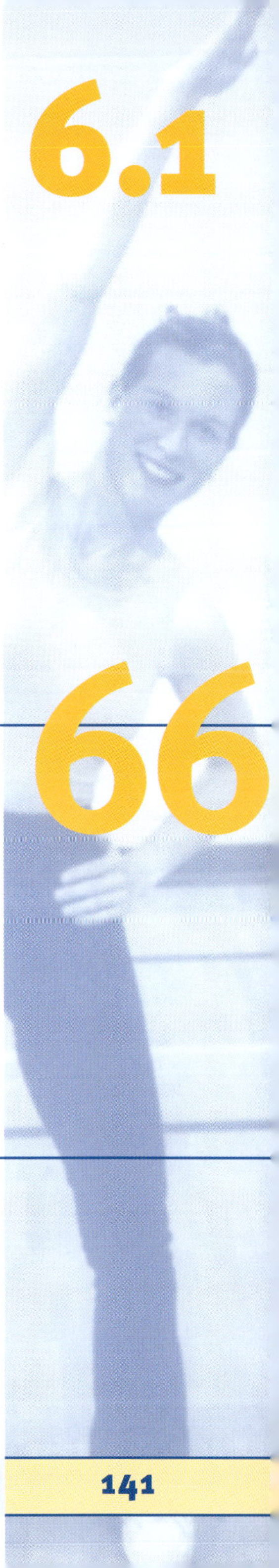

Mit jeder Atmung spüren Sie, wie Ihre Atmung ruhiger und tiefer wird, Ihr Körper sich zunehmend mehr entspannt. Konzentrieren Sie sich auf die Bewegungen des Zwerchfells und der Brustraumerweiterung bzw. -verengung, um Ihre Gedanke zu zentrieren. Das hilft, wenn Sie durch andere Gedanken abgelenkt werden sollten. Nehmen Sie 10-15 tiefe Atemzüge.

6.2 Musikentspannung

Musikhören wirkt in starkem Maße emotional. Musik kann anregen und beruhigen, sympathikoton oder parasympathikoton wirken.

Die Wirkung ist abhängig von der Musikauswahl, dem Tempo, dem Rhythmus und dem Musikcharakter.

- Nervöse Spannungen lassen sich durch getragene, langsame Melodien ohne großen Wechsel in Rhythmus und Tonhöhen positiv verändern.
- Gefühle der Angst und Unsicherheit werden durch einen betonten oder beschwingten Rhythmus schwächer.
- Müdigkeit und Antriebsschwäche können durch temperamentvolle Melodien verändert werden.
- Depressive Stimmungen lassen sich durch heiter-beschwingte Musik reduzieren.

Die Musik trägt dazu bei, sich völlig auf seinen Körper zu konzentrieren und seinen Emotionen freien Lauf zu lassen. Durch Musik kommt es zu gedanklichen Ausdehnungen und zu Assoziationsketten.

Geist und Gedanken werden durch Musik stimuliert. Legen Sie für Ihre Musikentspannung eine ruhige Musik Ihrer Wahl auf, konzentrieren Sie sich auf die Atmung und genießen Sie die Ruhe und Entspannung. Geeignete Musikbeispiele für die Entspannung finden Sie im Anhang.

Bildmeditation

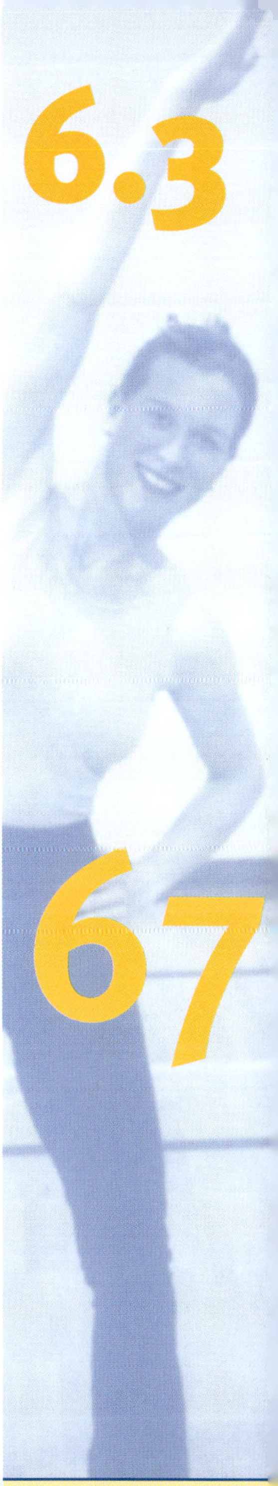

Wenn Sie die Atementspannung beherrschen und eine stärker konzentrative Entspannung ausführen möchten, bietet sich die Meditation an.

Die Bildmeditation können Sie in zwei Varianten ausüben. Erste Variante: Wählen Sie ein Bild oder Foto aus, das auf Sie besonders entspannend wirkt. Lassen Sie Ihre Gedanken ziellos durch das Bild schweifen. Positive Emotionen, die Sie mit dem Bild verbinden, lassen Sie entspannen und sich wohl fühlen. Bei der zweiten Variante wählen Sie ein Bild oder Foto aus, das Ihnen besonders gefällt. Ihre Gedanken konzentrieren sich auf bestimmte Merkmale im Bild, um so Ihre Gedanken zu fokussieren. Folgen Sie für die zweite Variante der nachfolgenden Übungsanleitung.

Bildmeditation

Übungsanleitung:
Betrachten Sie das ausgewählte Bild für einige Minuten aufmerksam und prägen Sie sich Einzelheiten genau ein. Legen Sie dann das Bild zur Seite. Beantworten Sie die folgenden Fragen für sich. Am Anfang ist es sehr hilfreich, wenn Ihr Partner Ihnen die Anleitung vorliest (machen Sie bei ... eine ausreichend lange Pause von 10 s bis 1 min). Nach der Entspannung genießen Sie, so lange Sie möchten, die Entspannung. Danach nehmen Sie sich zurück, atmen mehrmals kräftig tief ein und aus, öffnen die Augen und lockern Ihre Muskeln aus.

Bildmeditation:

Mein Atem ist ruhig und gleichmäßig.

Ich bin vollkommen ruhig und gelöst, mein Atem ist tief und gleichmäßig ...

Ich sehe das Bild vor meinen geistigen Augen ... Was hat mich an dem Bild besonders fasziniert? ...

Mein Atem ist ruhig und gleichmäßig, ich bin vollkommen ruhig und gelöst ...

Warum habe ich dieses Bild ausgewählt? ...

Welche Farben dominieren? ...

Welche Farbe wirkt besonders auf mich? ...

Was fasziniert mich an der Farbe? ...

Mein Atem ist ruhig und gleichmäßig, ich bin vollkommen ruhig und gelöst ...

Welche Stimmung drückt das Bild aus? ...

Ist es eine Stimmung, die ich momentan in mir fühle? ...

Mein Atem ist ruhig und gleichmäßig, ich bin vollkommen ruhig und gelöst ...

Ich lasse mich von der Stimmung mitnehmen, ich stelle mir vor, dass ich mitten in dem Bild bin, ..., ich genieße es, dort zu sein, ..., ich lasse mich dort nieder und genieße die Situation ...

Mein Atem ist ruhig und gleichmäßig, ich bin vollkommen ruhig und gelöst ...

Mein Atem ist tief und gleichmäßig, ich lasse mich von der Stimmung, ... den Farben, ... von dem Bild tragen, ... mittragen in etwas, wo ich mich wohl fühle, ... in das Ruhige und Entspannende ...

Mein Atem ist ruhig und gleichmäßig, ich bin vollkommen ruhig und gelöst ...

Mein Atem ist tief und gleichmäßig ...

Ich genieße die Entspannung und Gelöstheit, die ich mir selbst herbeigeführt habe ... Ich bin vollkommen ruhig und gelöst, mein Atem ist tief und gleichmäßig.

Ich nehme mich wieder zurück. Ich atme mehrmals kräftig ein und aus. Ich strecke meine Arme nach oben und schüttle meine Beine aus. Ich öffne die Augen und atme 3 x kräftig durch.

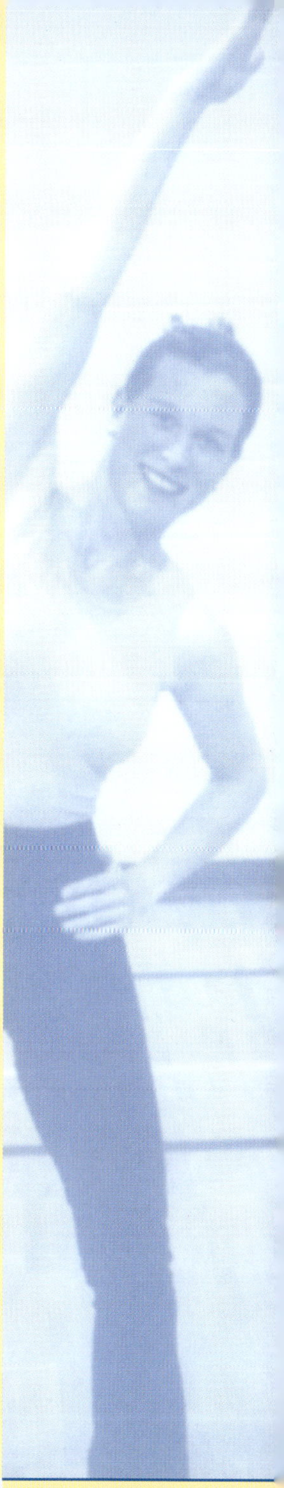

7

Nach der Geburt ist das Bedürfnis groß, schnell wieder das gleiche Fitnessniveau wie vor der Schwangerschaft zu erreichen. Übereilen Sie nichts. Die Entbindung ist für den Körper eine große Belastung gewesen. Gönnen Sie sich zunächst Zeit und Ruhe für sich selbst, für Ihr Baby und Ihren Partner. In den ersten Tagen sollten Sie sich erholen und sich voll auf Ihr Baby konzentrieren. Die ersten 6-8 Wochen nach der Entbindung werden als *Wochenbett* bezeichnet.

Vier Vorgänge laufen in dieser Zeit gleichzeitig ab:

- Wundheilung.
- Rückbildung der Gebärmutter auf die ursprüngliche Größe.
- Anregung des Milchflusses.
- Wiederaufnahme der Tätigkeit der Eierstöcke.

Im ersten postnatalen Monat (nach der Entbindung) fühlen Sie sich möglicherweise noch nicht sehr gut. Die Wundheilung eines Dammschnitts oder Kaiserschnitts dauert einige Wochen. 4-6 warme Sitzbäder helfen, dass die Narben schneller und besser verheilen. Ruhe und Entspannung sind in den ersten zwei Wochen wichtig.

Häufig erleben Frauen in der erste Woche eine Depression, die allerdings bei sportlich aktiven Frauen geringer ausfällt.

Wenn Sie sich an Ihren neuen Tagesrhythmus gewöhnt haben und Ihnen nach sanfter Gymnastik zu Mute ist, können Sie mit dem Rückbildungstraining beginnen. Wenn Ihr Baby größer ist, sollten Sie es in Ihre Gymnastik mit einbeziehen, damit es an Ihrem Leben voll teilhaben kann.

Back in Shape

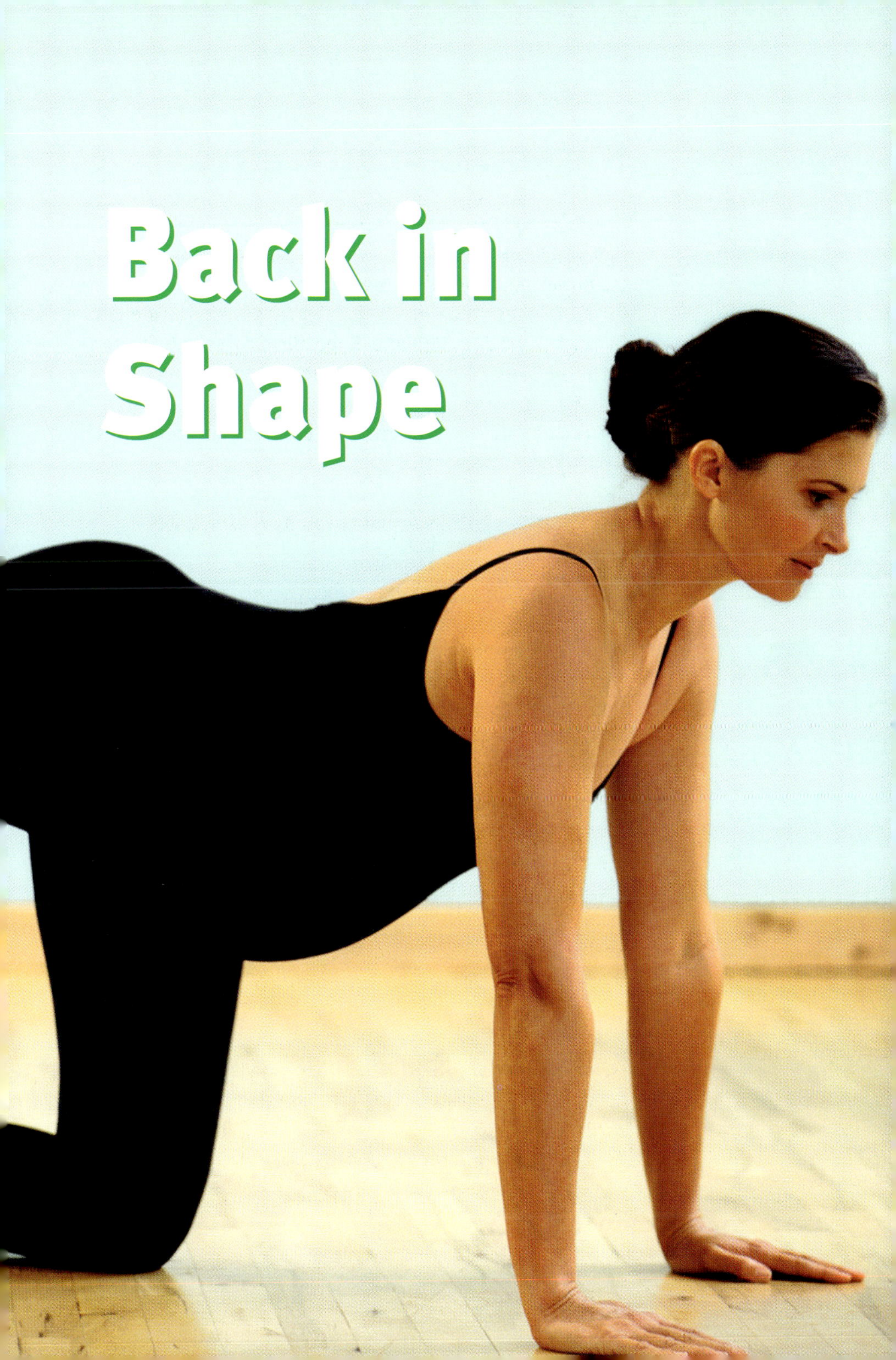

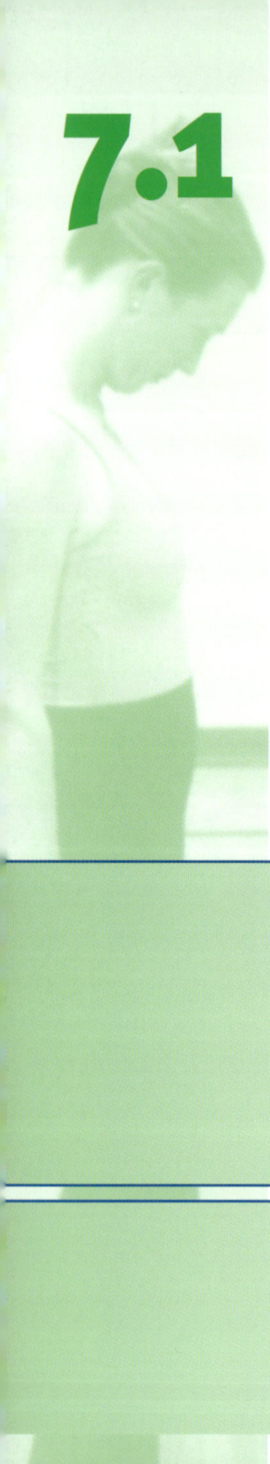

7.1 Rückbildungstraining

Das Rückbildungstraining setzt sich aus der Beckenbodengymnastik und speziellen Übungen des Muskeltrainings zusammen. Die nachfolgenden Übungen sollten Sie frühestens ab der zweiten postnatalen Woche durchführen. Wenn Sie zu früh beginnen, kann es zu Problemen, wie Harninkontinenz und Gebärmuttersenkung, kommen. Besonders mit dem Training der Bauchmuskeln sollten Sie vorsichtig sein. Beginnen Sie mit dem Training der quer liegenden Bauchmuskeln ab der dritte Woche und nehmen Sie die geraden Bauchmuskeln erst ab dem vierten Monat dazu. Andernfalls vergrößern Sie Ihre Rektusdiastase (Abb. 7). Versuchen Sie, einige Übungen aus diesem Buch für immer in Ihren Alltag zu integrieren. Bedenken Sie, dass Ihr Körper sich über neun Monate verändert hat. Ein Rückbildungstraining dauert dementsprechend lange. Seien Sie nicht zu ungeduldig.

Ziele des Rückbildungstrainings:

- Entspannung und Ausgleich zum Alltag.
- Wiedererlangung der körperlichen Fitness mit optimaler Sicherheit.
- Thromboseprophylaxe.
- Stabilisierung der Muskulatur.
- Straffung des Gewebes.
- Aktivierung des Herz-Kreislauf-Systems.

Trainingsempfehlungen:

- Besprechen Sie Ihr Sportvorhaben mit dem Arzt.
- Direkt nach der Entbindung beginnen Sie zunächst mit reaktivierenden Übungen des Beckenbodens. Nach einigen Tagen, wenn Sie wieder mehr Gefühl im Beckenboden verspüren und ihn willentlich

steuern können, trainieren Sie Ihren Beckenboden mit zwei speziellen Kräftigungsübungen.

- Um eine Harninkontinenz zu vermeiden, sollte, bevor Sie mit dem Bauchmuskeltraining beginnen, der Beckenboden ausreichend stabilisiert sein.
- Beachten Sie, dass Bänder und Gelenke noch für 4-6 Wochen sehr weich und elastisch sind. Laufen, springen und hüpfen Sie nicht zu früh, dehnen Sie vorsichtig.
- Bis vier Wochen nach der Entbindung ist Ihre Herzfrequenz erhöht. Setzen Sie Ihren Trainingspuls daher 25-30 % niedriger als vor Ihrer Schwangerschaft an. Messen Sie zwischendurch Ihren Puls.
- Sobald Ihre Blutungen vollkommen aufgehört haben, können Sie Ihr Fitnesstraining im Wasser beginnen.
- Mit dem Walking können Sie beginnen, sobald Ihnen danach ist und Sie wieder Kräfte gesammelt haben.
- Warten Sie 12 Wochen und Ihre erste Nachuntersuchung ab, bevor Sie mit Joggen, Rad fahren und anderen Sportarten beginnen.
- Wenn Sie stillen, sollten Sie unbedingt vor dem Training stillen bzw. Milch abpumpen. Erstens trainiert es sich mit vollen Brüsten nicht gut und zweitens ist nach intensiver körperlicher Anstrengung der Milchfluss geringer und der Milchsäuregehalt höher.
- Nehmen Sie ausreichend Flüssigkeit zu sich.
- Trainieren Sie regelmäßig 2-5 x die Woche.
- Beginnen Sie Ihr Training langsam und steigern Sie es systematisch.
- Bei einer natürlichen Entbindung können Sie ab der dritten Woche mit der Kräftigung der quer liegenden Bauchmuskeln beginnen, die geraden Bauchmuskeln können Sie ab der 16. Woche trainieren.

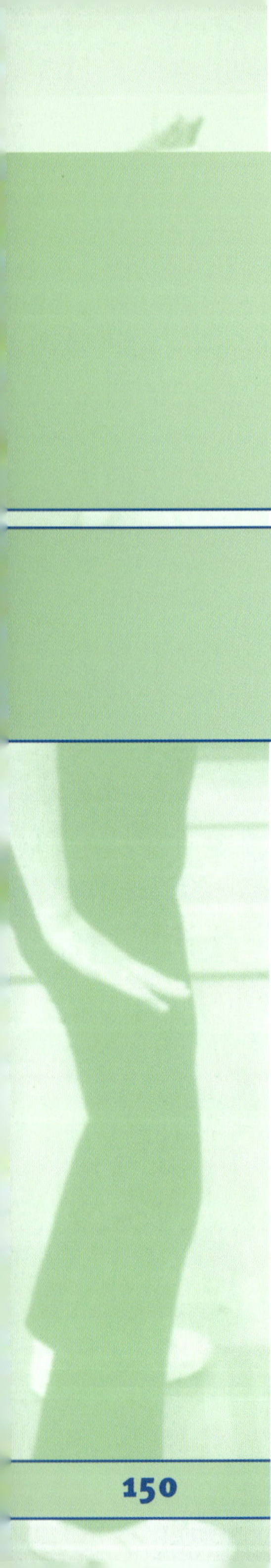

- Trainieren Sie in der 6.-8. Woche täglich 15 min, ab dem zweiten postnatalen Monat 20 min, ab dem dritten Monat 30 min. Ab dem vierten Monat können Sie alle Übungen aus dem 1. und 2. Trimenon ausführen oder zu Ihrem ursprünglichen Training zurückkehren.
- Bei einem Kaiserschnitt sollten Sie Ihr körperliches Training nicht vor der 12. Woche beginnen und Ihr Vorhaben unbedingt mit Ihrem Gynäkologen besprechen.

Beenden Sie Ihr Training sofort, wenn:

- Ihnen schwindelig wird.
- Sie Schmerzen haben.
- Sie Atemnot bekommen.
- plötzlich schwere Blutungen auftreten.

Tritt eines dieser Symptome auf, sollten Sie dies unverzüglich mit Ihrem Gynäkologen besprechen.

Übungsausführung:

Führen Sie die Beckenbodengymnastikübungen mehrmals täglich und sooft wie möglich aus.

Halten Sie die statischen Kräftigungsübungen ca. 8-12 s und wiederholen Sie diese 3-6 x. Die dynamischen Kräftigungsübungen führen Sie 8-12 x aus und wiederholen diese 2-5 x. Halten Sie die Dehnungen für ca. 10 s und führen Sie 2-4 Wiederholungen durch. Führen Sie jede Übung für die rechte und linke Körperseite aus.

Übungen

Zunächst braucht es etwas Zeit, damit Sie Ihren Beckenboden wieder ganz wahrnehmen und bewusst steuern können. Beginnen Sie daher in den ersten 3-6 Tagen Ihr Rückbildungstraining zunächst mit reaktivierenden Übungen. D. h., Sie tun nichts anderes, als im Sitzen oder im Liegen das Becken zu kippen und aufzurichten, Übung 53 (s. S. 123).

Wenn Sie wieder mehr Gefühl im Beckenboden haben, führen Sie im Wechsel zwei Übungen zur Stabilisierung des Beckenbodens aus, Übung 64 und 65 (s. S. 133). Führen Sie diese Übungen täglich so oft wie möglich aus. Setzen Sie Ihr Training ab dem siebten Tag mit den nachfolgenden Übungen fort.

Knie zusammendrücken

68

Statische Kräftigung der inneren Oberschenkelmuskulatur

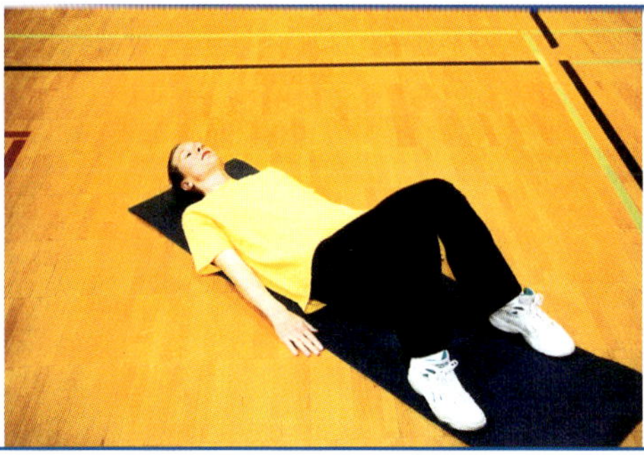

Sie liegen auf dem Rücken und stellen beide Beine an. Die Arme liegen neben dem Körper. Drücken Sie beide Knie gegeneinander und spannen Sie die Gesäß- und Beckenbodenmuskulatur an.

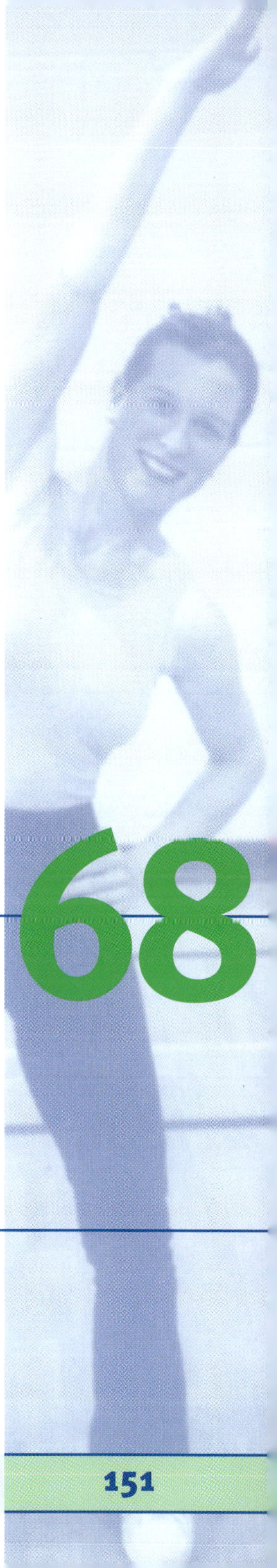

69

Beine seitneigen

Dehnung der unteren Rückenmuskulatur

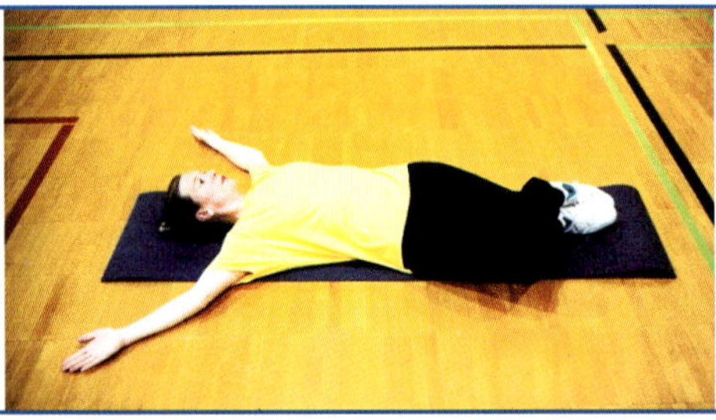

Ausgangsposition wie zuvor. Bei der Ausatmung beugen Sie langsam beide Beine geschlossen über die rechte Seite zum Boden. Neigen Sie die Beine nur so weit, wie es für Sie im Rücken angenehm ist. Verweilen Sie dort einige Sekunden. Bei der Einatmung führen Sie die Beine zur Mitte zurück, bei der nächsten Ausatmung zur linken Seite zum Boden.

70

Iso-Situp quer

Statische Kräftigung der quer liegenden Bauchmuskeln (ab 3. Wo.)

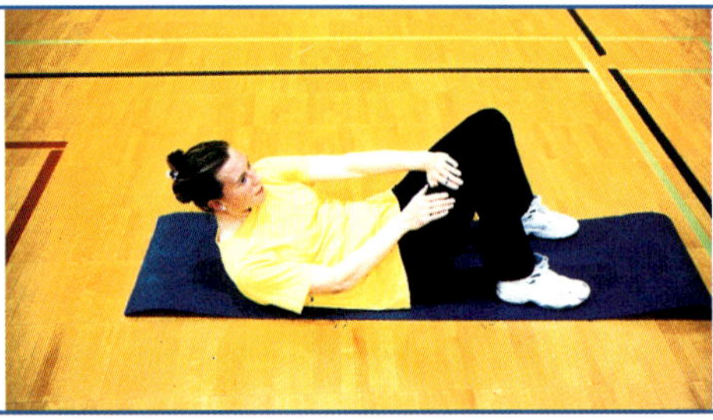

Sie liegen auf dem Rücken und stellen beide Beine an. Die Arme liegen neben dem Körper. Heben Sie Schulter und Oberkörper an. Führen Sie beide Hände an den rechten Oberschenkel und üben Sie dort leichten Druck aus. Atmen Sie gleichmäßig weiter.

71

Oberkörper seitwärts heben

Dynamische Kräftigung der quer liegenden Bauchmuskeln (ab 3. Wo.)

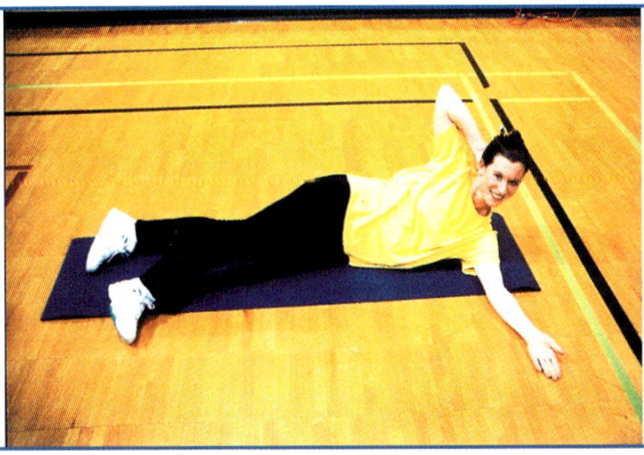

Sie liegen auf der linken Seite. Kreuzen Sie das rechte Bein gestreckt nach vorne über das linke Bein. Der linke Arm liegt gestreckt auf Schulterhöhe vor dem Körper, den rechten Arm führen Sie hinter den Kopf. Heben und senken Sie den Oberkörper seitlich an und ab.

72

Oberkörper anheben

Statische Kräftigung der oberen Rückenmuskulatur

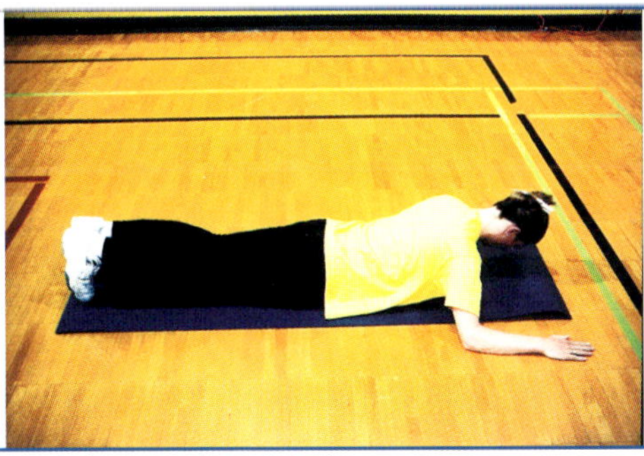

Bauchlage. Die Arme liegen seitlich neben dem Körper in U-Form auf Schulterhöhe. Die Beine liegen hüftbreit auseinander und sind ausgestreckt. Heben Sie Ihren Oberkörper ca. 5 cm vom Boden ab, halten Sie die Position.

73

Beine anheben

Statische Kräftigung der unteren Rückenmuskulatur

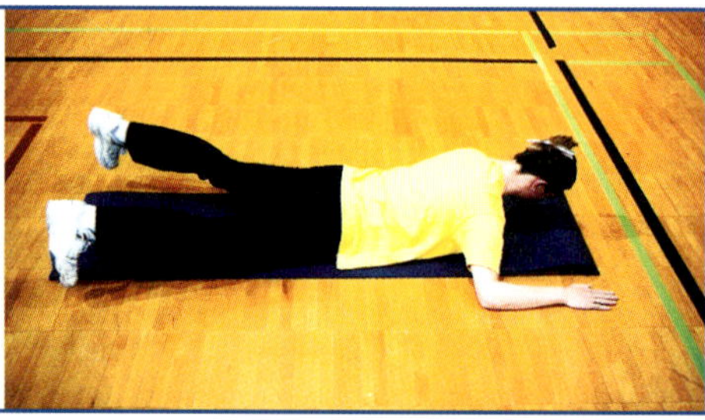

Ausgangsposition wie zuvor. Heben Sie beide Beine ca. 5 cm vom Boden ab und halten Sie die Position.

74

Entspannungsrutsche

Dehnung der unteren Rückenstrecker

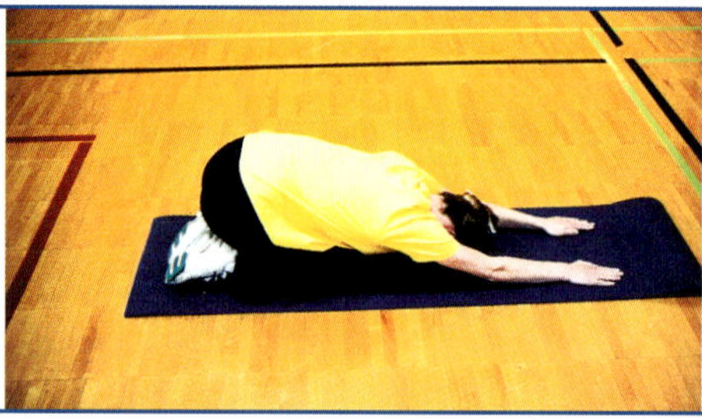

Knien Sie sich in den Vierfüßlerstand. Strecken Sie Ihre Arme nach vorne aus. Bei der Ausatmung senken Sie Ihr Gesäß nach unten zu den Fersen ab. Strecken Sie die Arme noch etwas weiter nach vorne und entspannen Sie sich.

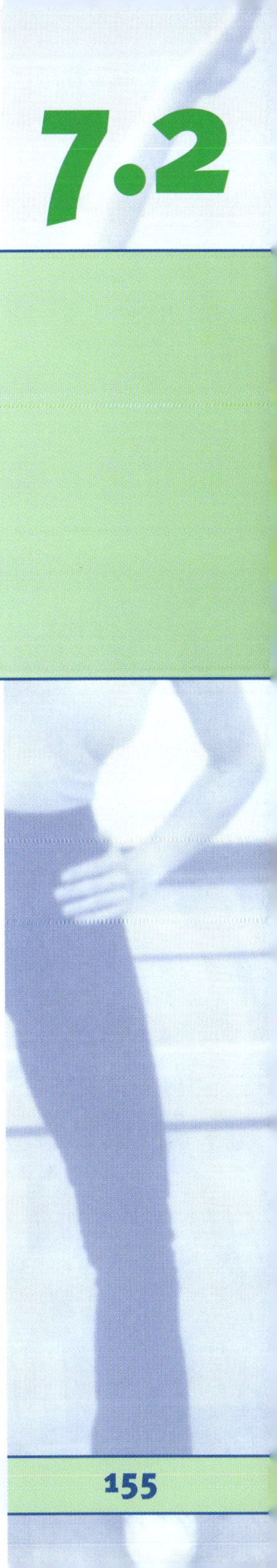

7.2 Fit und Fun mit dem Baby

Turnübungen und Spiele mit Ihrem Baby sind für beide ganz wichtig, denn

- sie intensivieren die Mutter-Kind-Beziehung.
- sie steigern das Vertrauen in die Mutter.
- sie unterstützen die muskuläre Entwicklung des Babys.
- sensomotorische Bewegungen fördern die kindlichen neuronalen Entwicklungsprozesse.
- sie fördern die körperliche Fitness der Mutter unter Einbeziehung des Babys.

Nachfolgende Übungen können Sie erst dann ausführen, wenn Ihr Baby den Kopf alleine halten kann (frühestens ab dem vierten Monat). Die Angaben zur Übungswiederholung sind nur Richtwerte. Lassen Sie sich bei diesen Übungen bei der Durchführung von Ihrem Baby leiten!

Beginnen Sie langsam, sodass Ihr Baby sich an die Bewegung gewöhnen kann. Halten Sie bei allen Übungen Blickkontakt zu Ihrem Baby und sprechen oder singen Sie während der Übungsausführung mit ihm. Führen Sie pro Tag nur eine neue Übung ein.

Beginnen Sie mit einfachen Übungen entsprechend der vorgegebenen Reihenfolge. Finden Sie heraus, welche Übung Ihrem Baby am meisten Freude bereitet. Beenden Sie die Übung, wenn Ihr Baby schreit und kein Interesse mehr hat.

75 Situp

Kräftigung der geraden Bauchmuskeln

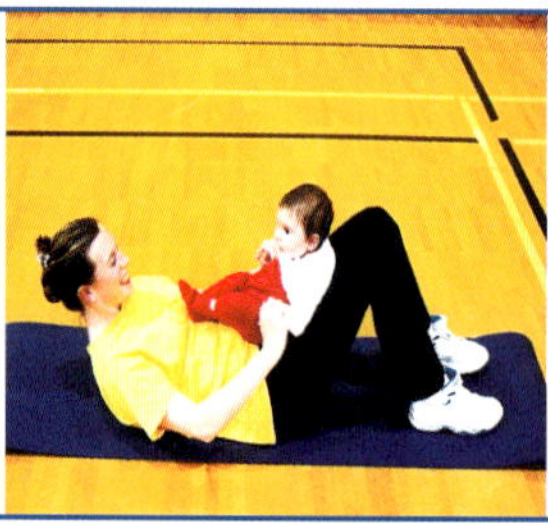

Sie liegen auf dem Rücken, die Beine sind angestellt. Legen Sie Ihr Baby gegen Ihre Oberschenkel und halten Sie es an den Unterarmen fest. Heben Sie Ihren Oberkörper etwas an und atmen Sie dabei aus.

76 Schaukeln

Kräftigung der geraden Bauchmuskeln

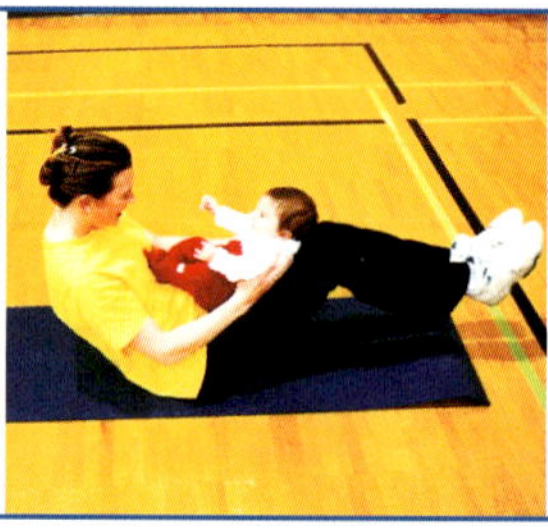

Ausgangsposition wie zuvor. Das Baby liegt in Ihrem Schoß. Halten Sie es gut an den Händen fest und stützen Sie seinen Kopf mit Ihren Oberschenkeln ab. Schaukeln Sie auf Ihrem Rücken sanft vor und zurück.

77 Wippe

Kräftigung der geraden Bauchmuskeln

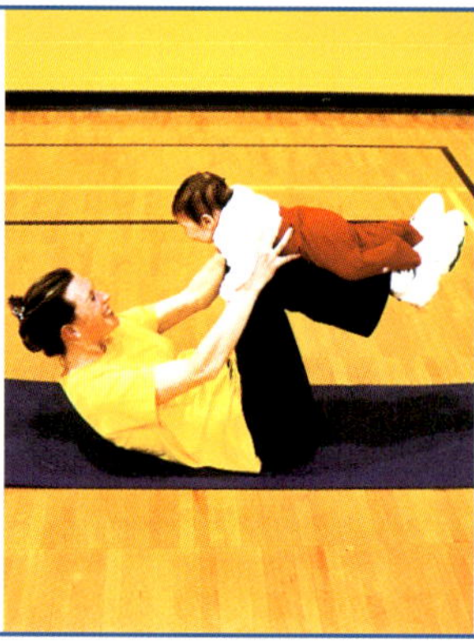

Sie liegen auf dem Rücken und heben die Beine angewinkelt in die Waagerechte an. Legen Sie Ihr Baby mit dem Bauch auf Ihre Unterschenkel. Halten Sie es gut am Becken fest. Heben Sie Ihren Oberkörper an und senken und heben Sie die Unterschenkel leicht auf und ab.

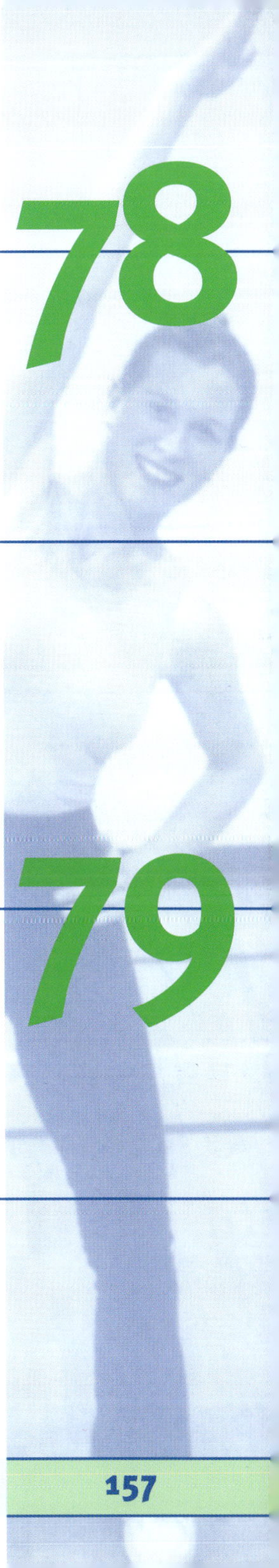

78

Lift

Kräftigung der unteren Rückenmuskulatur

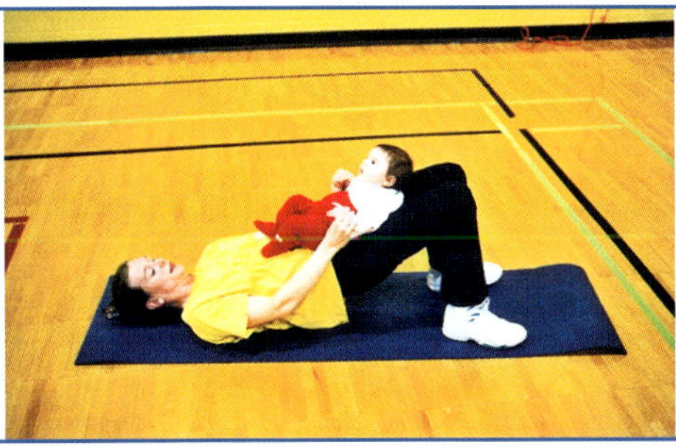

Sie liegen auf dem Rücken und stellen die Beine an. Ihr Baby sitzt gegen Ihre Oberschenkel gestützt in Ihrem Schoß. Halten Sie Ihr Baby gut an den Händen fest. Heben Sie langsam Ihr Gesäß an. Halten Sie die Position.

79

Vis-à-vis

Kräftigung der gesamten Rückenstrecker

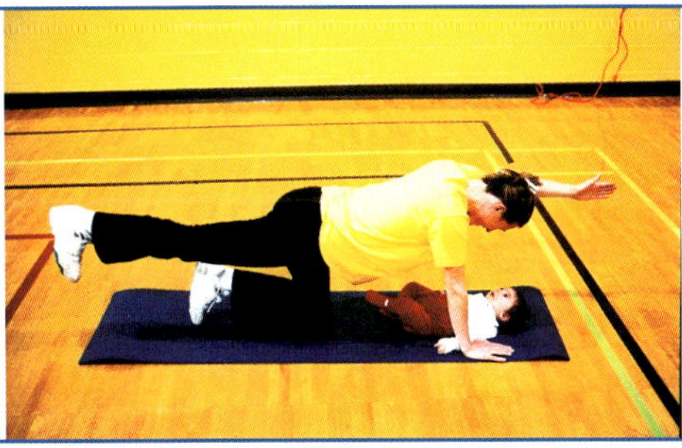

Sie knien im Vierfüßlerstand. Ihr Baby liegt vor Ihnen auf dem Rücken. Heben Sie den linken Arm und das rechte Bein gestreckt bis in die Waagerechte an. Strecken Sie Ihren Körper aus der Mitte heraus und halten Sie die Position. Wechseln Sie dann die Seite.

80

Küsschen

Kräftigung der Brustmuskulatur

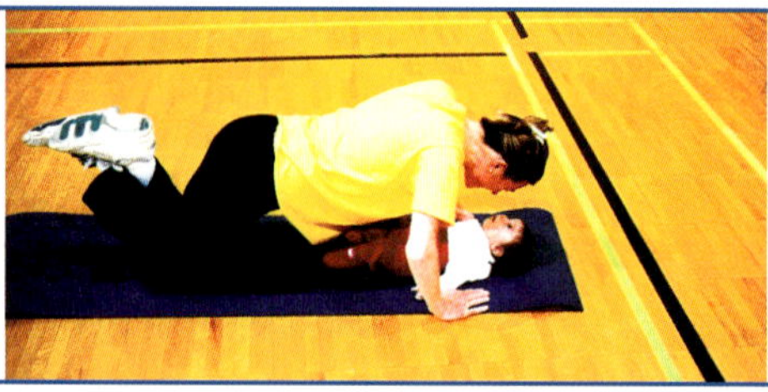

Liegestütz zum Baby. Sie knien im Vierfüßlerstand und winkeln die Unterschenkel ab. Ihr Baby liegt vor Ihnen auf dem Rücken. Beugen Sie langsam beide Arme und senken Sie Ihrem Oberkörper zum Baby herab. Geben Sie ihm ein Küsschen.

81

Flieger

Kräftigung der Brustmuskulatur

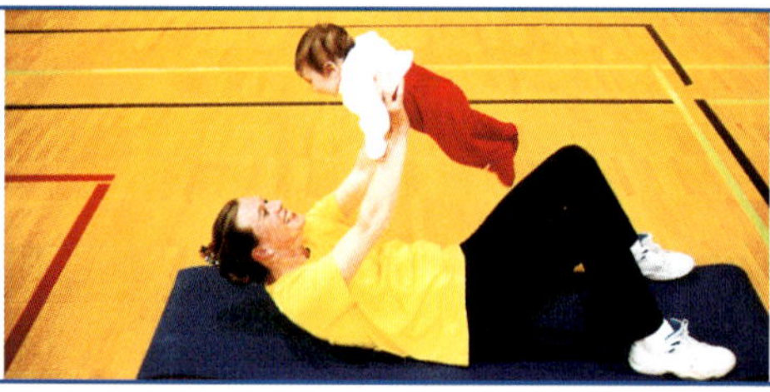

Sie liegen auf dem Rücken und stellen beide Beine an. Stützen Sie Ihr Baby gut unter dem Bauch ab und heben Sie es waagerecht an. Beugen und strecken Sie langsam beide Arme.

Und zu guter Letzt vergessen Sie das Kuscheln nicht.

Legen Sie sich entspannt auf den Rücken, das Baby liegt auf Ihrem Bauch. Nehmen Sie sich einfach nur Zeit füreinander und entspannen Sie gemeinsam.

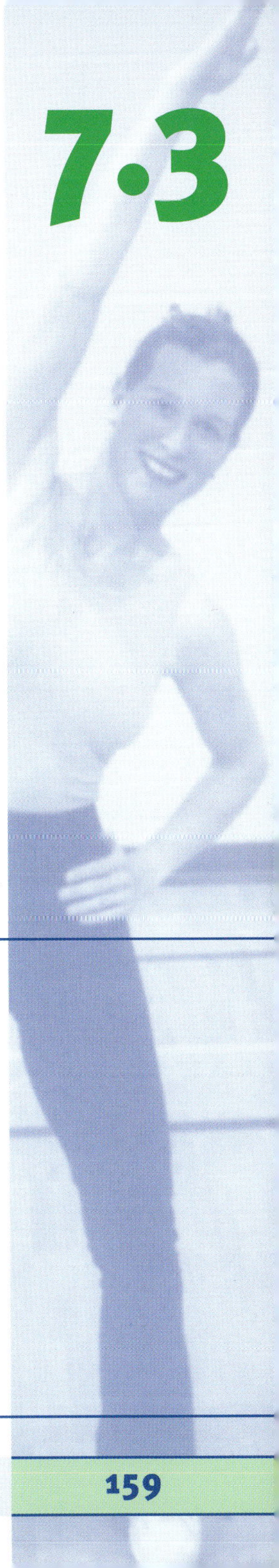

7.3

Ihr Rücken und das Baby

Schonen Sie Ihren Rücken. Täglich eine Last von mehreren Kilos zu tragen, belastet Ihre Bandscheiben enorm. Gewöhnen Sie sich vom ersten Tag rückengerechtes Heben und Tragen an.

Der Rücken ist beim Heben und Tragen möglichst gerade, um die Bandscheiben optimal zu schützen. Nur wenn der Rücken gerade ist, können Bauch- und Rückenmuskulatur mitarbeiten und die Wirbelsäule stützen, um die Bandscheiben zu entlasten. Die Kraft des An- und Hochhebens kommt aus den Beinen und nicht aus dem Rücken.

Vermeiden Sie extreme Positionen, wie das Tragen des Babys an der Seite, wobei die Hüfte zur Seite herausgeschoben wird oder einhändiges Tragen des Babys im Autositz. Empfehlenswert zum rückengerechten Tragen des Babys ist ein Tragetuch oder ein Tragegurt.

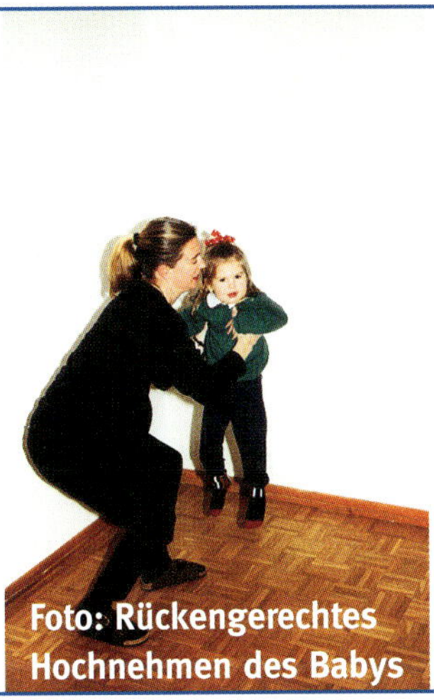

Foto: Rückengerechtes Hochnehmen des Babys

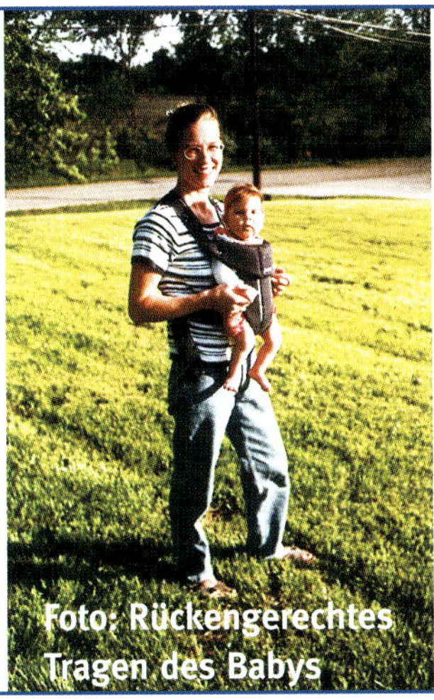

Foto: Rückengerechtes Tragen des Babys

Anhang

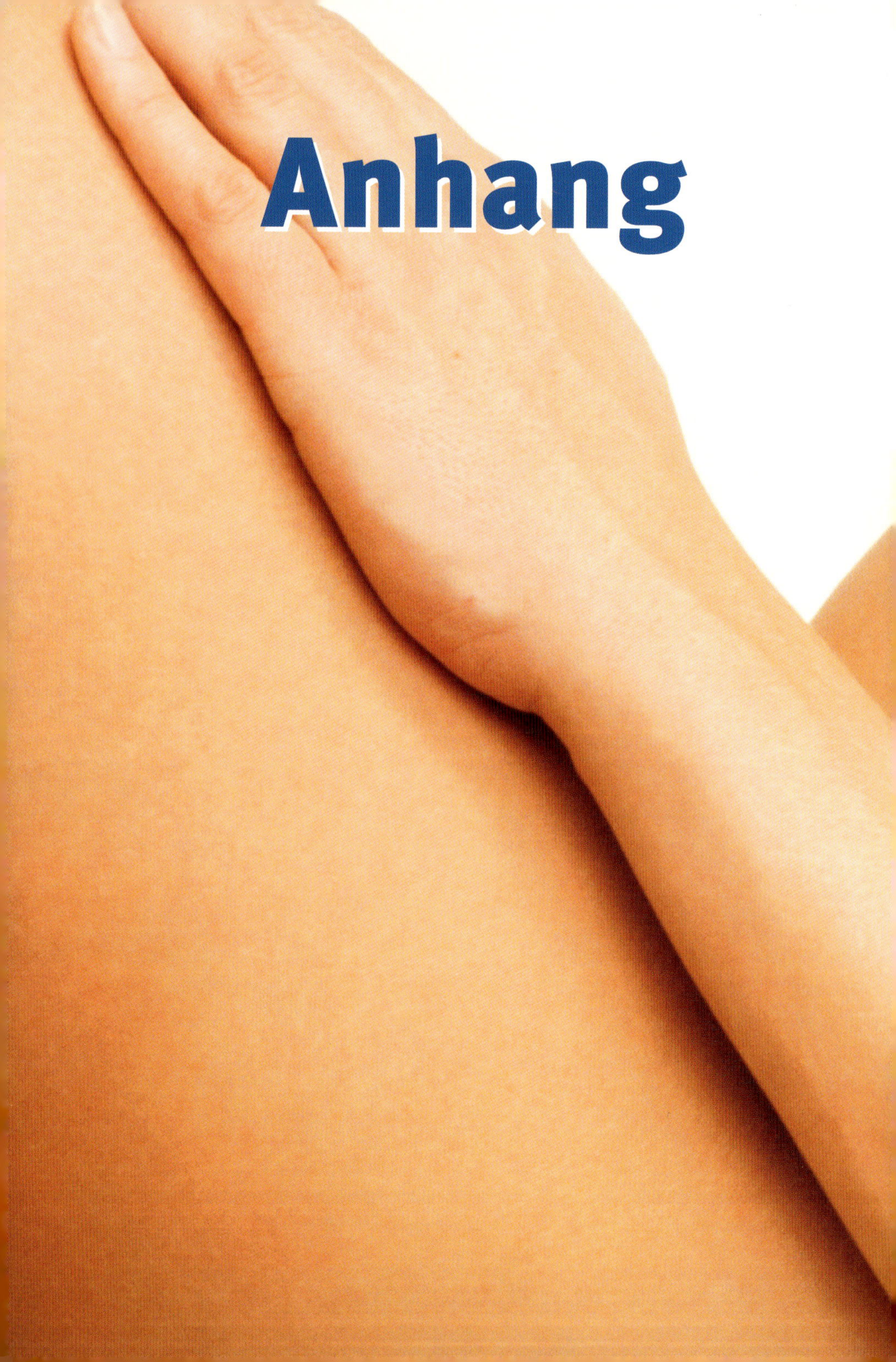

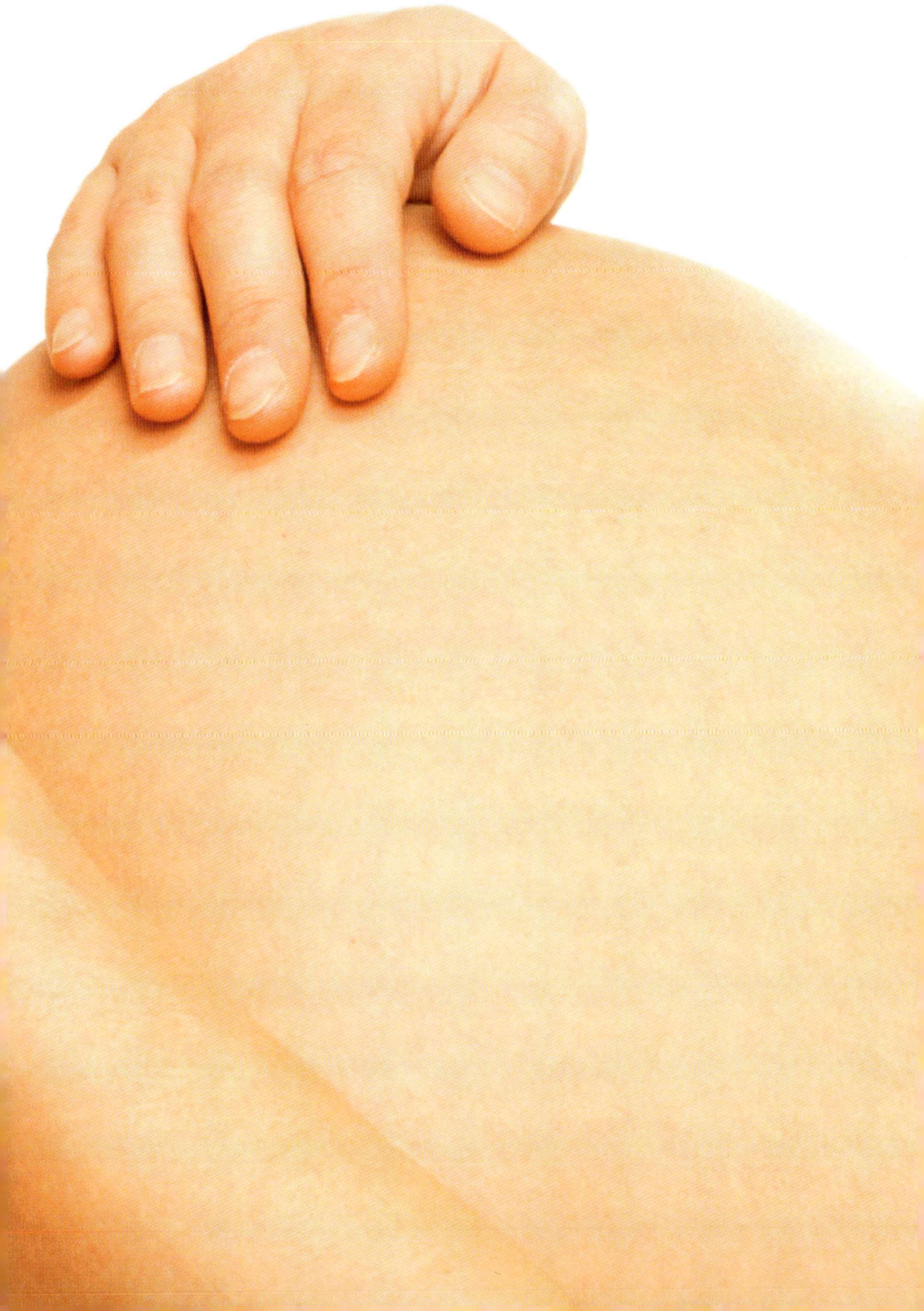

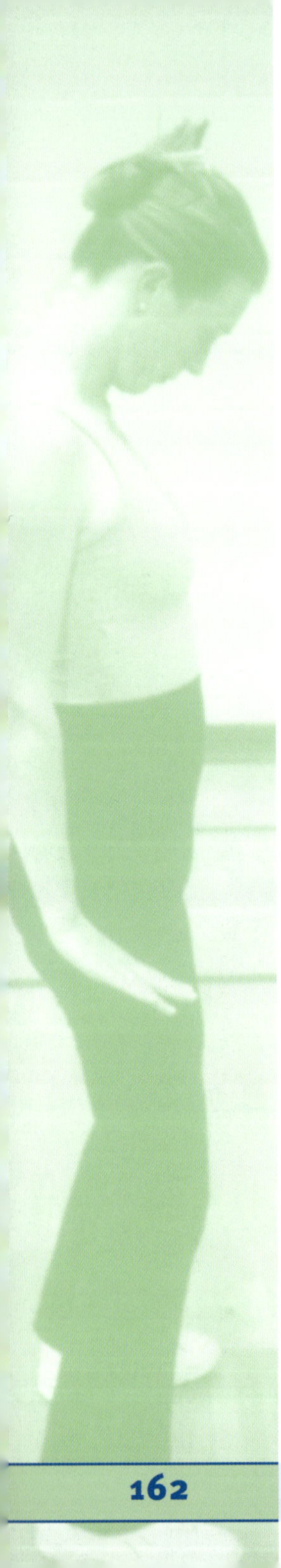

Tabellen und Abbildungen

Tabellen

Abbildungen

Musiktipps

E-Musik

Bach: Air aus der Orchestersuite Nr. 3.

Beethoven: Klaviersonate Nr. 14, op. 27. Klaviersonate Nr. 8, op. 13. Sinfonie Pathetique 2. Satz, Adagio-sostenuto. Violinromanzen Nr. 2, F-Dur und G-Dur.

Chopin: Regentropfenprelude, op. 28 Nr. 15.

Mozart: Eine kleine Nachtmusik, Andante.

U-Musik

Ash Ra: Tempel Schwingungen.

Scott: Musik für Zen-Meditation.

Schöner: Meditation.

Vangelis: Chariots of Fire.

Vollenweider: Kryptus.

Bildnachweis

Titelfoto:	Jump
Fotos im Innenteil/U4:	Christoph Klausmann getty images
Grafiken/Bearbeitung:	Christoph Klausmann
Umschlaggestaltung:	Jens Vogelsang, Aachen

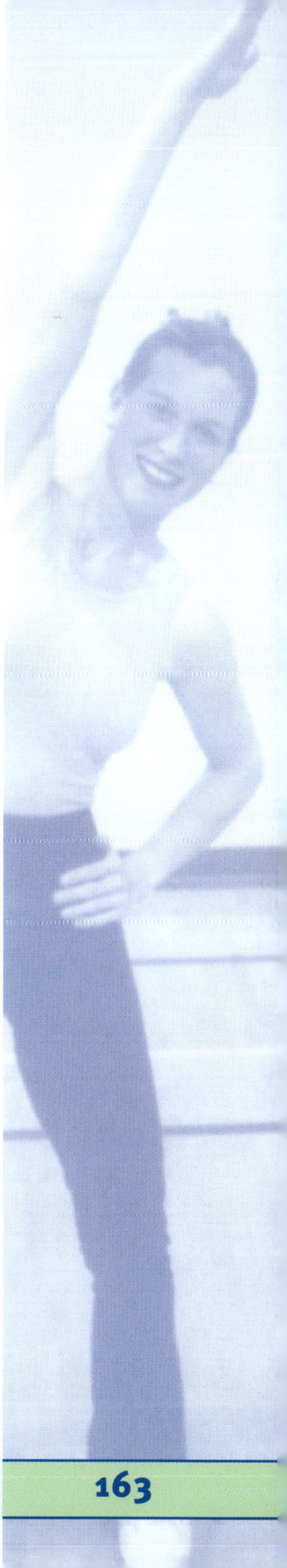

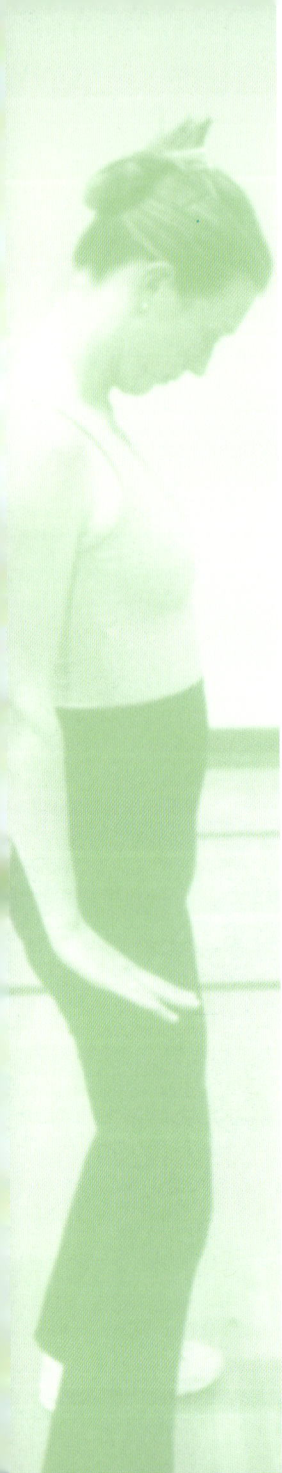

Wichtige Adressen

ACOG: American College of Obstretricians and Gynecologists. 409 12 Street SW, Washington D.C. 20024-2188, USA.

CARA e. V.: Beratungstelle zur vorgeburtlichen Diagnostik, Große Johannisstraße 110, 28199 Bremen, Tel.: 0421-5911154.

DGS: Deutsche Gesellschaft für Ernährung e. V., Im Vogelsang 40, 60488 Frankfurt am Main, Tel. 069-9768030.

GfG: Gesellschaft für Geburtsvorbereitung e. V., Postfach 220106, 40608 Düsseldorf, Tel. 0211- 252607.

NCES: Foundation for Fitness, 123 rd St. Olathe, KS, 66061, USA.

VaMV: Verband allein stehender Mütter und Väter, Bundesverband, Von-Groote-Platz 20, 53173 Bonn, Tel.: 0228- 352995.

Literatur

Ahonen, J. u. a.: *Sportmedizin und Trainingslehre*. Stuttgart 1994.

American College of Sports Medicine: Exercise Prescriptions for Special Populations. In Pate et al.: *Guidelines for exercise testing and prescription*. Philadelphia 1991.

AFAA: Aerobics and Fitness Association of America. *Prenatal fitness*. Sherman Oaks, CA, 2000.

Artal, R.: *Pregnancy and exercise*. New York 1992.

Caveney, S.: Inside mom: an illustrated account of conception, pregnancy and childbirth. New York 1977.

Clapp, J. F., Little, K. D. & Capeless, E. L.: Fetal Heart Rate Respond to Sustained Recreational Exercise. In *Journal of Obstretition and Gynecology*.

Clopp, J.: *Exercising through your pregnancy*. Champaign 1998.

Curtis, G.: *Your pregnancy. Questions and answers.* Tucon 1995.

De Wall, S. & Glauwitz, M.: *Schwangerenvorsorge*. Stuttgart 2000.

Durer, G. & Zeiß, G.: *Geburtsvorbereitung*. Niedernhausen 1991.

Evans, N.: *The A-Z of pregnancy and childbirth*. Alameda 1994.

Hacker, N. & Moore, G.: *Essentials of obstretics and gynecology*. Philadelphia 1992.

Hales, D: *Pregnancy and birth*. Philadelphia 2000.

Hess, M.-A.: *Eating for two. The complete guide to nutrition during pregnancy*. New York 1992.

Johnson, R.: *Mayo clinic complete book of pregnancy and baby's first year*. New York 1994.

Martius, G.: *Hebammenlehrbuch*. Stuttgart 1990.

MC Murray, R. G., Berry, M. J., Katz, F. L., Gratzer, D. G. & Cefalo, R. C.: The Thermoregulation of Pregnant Women during Aerobic Exercise in the Water. In *American Journal of Perinatology* 2/1993.

Novak, J.: *Enhancing lamaze techniques: The exercise book for pregnancy, birth and recovery*. Los Angeles 1988.

Reece, E. A.: *Handbook of medicine of the fetus and the mother*. Philadelphia 1995.

Scattergood, E.: *Your pregnancy workout*. London 1997.

Sears, W. & M.: *The pregnancy book: A month by month guide*. Boston 1997.

Stoppard, M.: *Healthy pregnancy*. New York 1998.

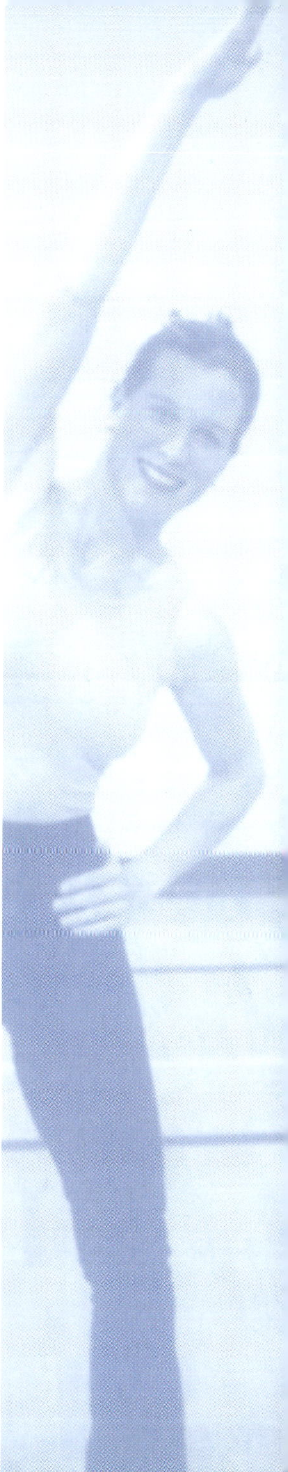

You can do it

Ulrike Siebert

Pilates in der Schwangerschaft

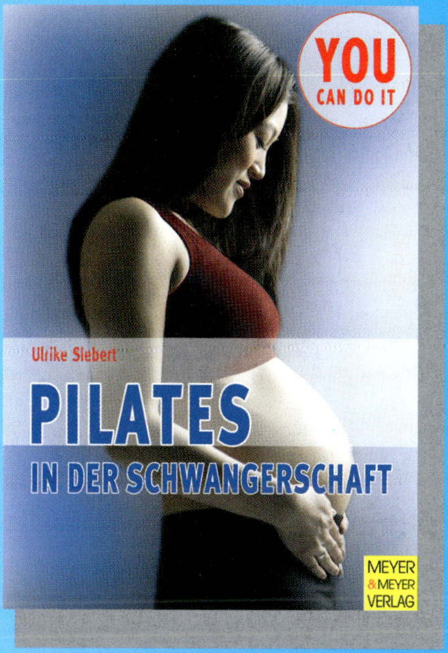

152 Seiten , in Farbe
142 Farbfotos, 1 Tabelle
Paperback mit Fadenheftung
14,8 x 21 cm
ISBN 978-3-89899-246-6
€ 14,95 / SFr 25,90

www.dersportverlag.de

Das Buch

Während einer Schwangerschaft hat unser Körper es mit einschneidenden physischen und emotionalen Veränderungen zu tun. Die Pilates-Methode hilft Ihnen, Ihren Körper und diese Veränderungen positiv zu beeinflussen. Pilates kräftigt Ihren Beckenboden und verbessert die Durchblutung – eine ideale Voraussetzung für die Geburt und die Zeit danach.

Die Autorin

Ulrike Siebert

- Physiotherapeutin, Fitness- und Personaltrainerin.
- Schwerpunkte: Pilates für Schwangere, Frauen in der Rückbildung und Wirbelsäulentherapie sowie die Behandlung sämtlicher Gelenkproblematiken nach der Pilates-Methode.

MEYER & MEYER Verlag • Von-Coels-Straße 390 • D-52080 Aachen • www.dersportverlag.de

MEYER
& MEYER
VERLAG